小科普大健康系列丛书

探病论养
话健康

主编◎张学智

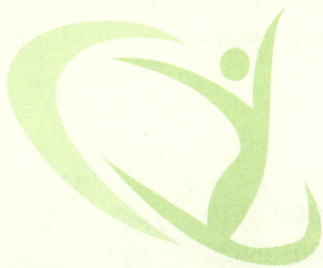

全国百佳图书出版单位
中国中医药出版社
·北 京·

图书在版编目（CIP）数据

探病论养话健康 / 张学智主编 . -- 北京 : 中国中
医药出版社，2024. 12. --（小科普大健康系列丛书）
ISBN 978 - 7 - 5132 - 9092 - 0

Ⅰ . R212

中国国家版本馆 CIP 数据核字第 20241D927F 号

中国中医药出版社出版

北京经济技术开发区科创十三街 31 号院二区 8 号楼

邮政编码　100176

传真　010-64405721

廊坊市祥丰印刷有限公司印刷

各地新华书店经销

开本 880×1230　1/32　印张 8.25　字数 212 千字

2024 年 12 月第 1 版　2024 年 12 月第 1 次印刷

书号　ISBN 978 - 7 - 5132 - 9092 - 0

定价　59.00 元

网址　www.cptcm.com

服 务 热 线　010-64405510

购 书 热 线　010-89535836

维 权 打 假　010-64405753

微信服务号　zgzyycbs

微商城网址　https://kdt.im/LldUGr

官 方 微 博　http://e.weibo.com/cptcm

天猫旗舰店网址　https://zgzyycbs.tmall.com

如有印装质量问题请与本社出版部联系（010-64405510）

编委会

前言

　　生老病死是人一生中必然经历的正常过程。由于每一个人有不同的经历，也就有不同的体验，不同的感受，不同的解读。有句歌词说得好："别管以后将如何结束，至少我们曾经相聚过。"健康长寿是人类的终极愿望。《黄帝内经》说："余闻上古之人，春秋皆度百岁，而动作不衰；今时之人，年半百而动作皆衰者，时世异耶？人将失之耶？"愿望虽美好，现实却很纠结。世界卫生组织最新数据显示高血压、糖尿病、血脂异常、肥胖、肿瘤、骨质疏松、慢性阻塞性肺疾病等慢性病发病率仍在不断上升，严重危害人类的健康寿命；尤其随着人口老龄化的到来，这些慢性病将会成为未来疾病谱的主流，而随之带来的经济、家庭、心理、社会等多重负担，将会是我们面临的难以逾越、回避及解决的问题。不同领域都在研究如何解决问题并出台相关政策、办法，即使最受欢迎的媒体节目也以各类养生专栏博人眼球，受人瞩目。针对这样的现状，有学者提出了"病了？还是老了？""需要治疗？还是预防？""用中医还是西医"等质疑。本人有幸多次参加中央电视台"中华中医药""健康之路"、北京电视台"养生堂"等相关节目，通过学习整理国家中医药管理局公布的中医优势病种及团队多年临床工作经验，精选了一些关于疾病、养生的相关内容，编纂成册，从探病论养的角度提出一些观点，以期对人类生理观、疾病观、健康观、养生观有所裨益。

1. 什么是健康

传统的健康观是"无病即健康"。《辞海》中健康的概念是："人体各器官系统发育良好、功能正常、体质健壮、精力充沛并具有良好劳动效能的状态。"世界卫生组织认为，健康乃是一种在身体上、心理上和社会上的完满状态，而不仅仅是没有疾病和虚弱的状态。

从老百姓和人文方面及医学角度出发，认知不同，解释自然不同。当然，不同时期、不同年龄、不同国度、不同文化等都会有一定的差异性，但应该包含多元的、广泛的、身心兼具的内容。

2. 什么是疾病

从字面看，疾是病字框，里面是"矢"，象征外来的侵害，故中医学认为"病之，口鼻而入者，十之八九"；病里面"丙"代表火，心里不适有火。这是中国传统的认识。而西医学认为疾病是在一定病因作用下，自稳调节紊乱而发生的异常生命活动过程，并引发一系列代谢、功能、结构的变化，表现为症状、体征和行为的异常。当然，疾病分类很多，病因很多，是一个极其复杂的过程，也是一个不断认识、探索的过程。

3. 什么是养生

中医养生是指通过各种方法颐养生命、增强体质、预防疾病，从而达到延年益寿的一种医事活动。不同年代、背景、经济状况等对养生有不同的解读认识。养生是一门涉及诸多学科的综合学科，如中医调养、康复、营养、美学、心理、国学、物理、化学、艺术、烹饪、运动、儒道等，五花八门。不同养生方法，如太极拳、辟谷、八大雅事（听雨、赏雪、焚香、品茗、候月、寻幽、酌酒、抚琴）等，既是对人生的一种态度，也是对疾病治疗的重要手段。

4. 什么是亚健康

《亚健康中医临床指南》指出：亚健康是指人体处于健康与疾病之间的一种状态。处于亚健康状态者，不能达到健康的标准，表现为一定时间内的活力降低、功能和适应能力减退的症状，但不符合现代医学有关疾病的临床或亚临床诊断标准。亚健康检出率在 20% ~ 80%，女性较男性多发，主要特征包括：①身心上不适应的感觉所反映出来的种种症状，如疲劳、虚弱、情绪改变等，其状况在相当时期内难以明确；②与年龄不相适应的组织结构或生理功能减退所致的各种虚弱表现；③微生态失衡状态；④某些疾病的病前生理病理学改变。

5. 体检与疾病

随着健康理念的不断深入，体检无疑在主动健康中对疾病的早发现早预防有十分重要的意义，也越来越获得重视。但应注意到：不同体检机构体检内容、质量、能力等方面存在差异，无形中也会带来许多困惑和烦恼，需要甄别对待。如常见疾病高血压、高血糖等的指标变化，肺结节的预警指标变化，本来不同人群、不同体重、不同年龄等就有差异性。根据循证证据下调指标，会造成患病人群大幅上升，由此导致治疗费用和社会负担加重。所以，合理体检、个性化防治是未来需要关注的问题。

6. 慢性病的范畴及管理

慢性病是指长期存在且难以治愈的一类疾病，如常见的心脑血管疾病、肿瘤、糖尿病、慢性阻塞性肺疾病等。这些疾病与饮食、运动、感染、年龄和经济等因素有关，严重影响人类健康，防治结合是关键。不同管理模式各有特色，但养生和治疗，中西医协作是重要手段；无病预防，既病防变是重要的中医治未病理念。

7. 老了还是病了

疾病与年龄呈正相关是无疑的事实。人类寿命到底多长？如何防止衰老是目前研究的热点。"尽享天年，度百岁乃去"是人类健康追求的目标。"早衰""未老先衰""多病寿短"是健康的大敌。随着老龄化社会的到来，与疾病尤其慢性病和平共处是常态。所以，树立正确的疾病观、养生观和生命观非常重要。

本书从常见疾病出发，从中医学认识、治疗及问题出发，发挥中西医结合特色优势，以问题为导向，解决问题，从养生调护角度进行指导，为养生防病治病提供帮助。

《探病论养话健康》编委会
2024 年 8 月

目 录

一　基于症状的探病养生

1

四 中医是防治慢性病的主力军

五　抗老防衰的核心

六 健康养生课堂

七 中药养生篇

一、基于症状的
探病养生

01 发热

　　张大爷近期持续发热不退，他到附近诊所打了几天吊瓶，药劲儿一消，热又复来，就是退不下去，迷迷糊糊的，不叫他也不知道喝水，就是喝也只是沾沾唇并喝不多。查体温39℃，摸前胸后背烫手，越扪越烫，手脚倒是不怎么热，有点怕冷打寒战，还盖个毛毯。大便几天未解，小便解得很少还很黄，双脚已肿到小腿了。诊脉微数，舌红苔厚微腻，唇干。

　　经过仔细询问，张大爷说后半夜热会退一点，上午只是37℃多点，到中午以后体温就慢慢上来了，这个时候最高，一直热到晚上十一二点。打针的时候有汗，回家热高了，不吃退热药不出汗，吃安乃近就出汗，还出得多。

　　十二时辰是古人的计时方式，即我们所熟知的"子时、丑时、寅时……"一个时辰相当于现在的两个小时。人体有十二条经脉，对应到十二个时辰。阳明旺于申酉，由此可判断张大爷这种情况属气热，对应方剂中的白虎汤证。服用白虎汤后，张大爷迅速退热，周围人都感叹中医的神奇。

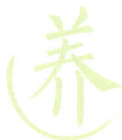

养　　　中医学认为，发热是邪气与正气相抗争的反应，最早记载于《黄帝内经》，谓之"身热"，包括外感发热和内伤发热两大类。外感发热是指感受六淫外邪或疫疠之气，卫阳奋起与之抗争而致的发热。外感发热起病急，持续发热，发热初期大多有发热恶寒同时并见，常伴有头痛、鼻塞等症状。内伤发热是指以情志、饮食、劳倦为病因，由脏腑功能失调，气血阴阳失衡引起的发热。起病多缓慢，病程长，发热呈间歇性，多为低热，不恶寒。两种发热可相互转化或重叠，有些内伤发热是反复感受外邪或由急性外感发热病错误治疗而形成或诱发加重的；内伤发热时间过久，身体虚弱，卫外抗邪能力减弱，特别容易感受六淫疫毒之气，进而导致外感发热。

中医治疗发热有其自身的特色，首先应当明确是外感还是内伤。外感发热如果风寒为主时可以选择风寒感冒颗粒、小柴胡颗粒、麻黄汤、桂枝汤等；风热为主时可以选择感冒清热颗粒、感冒灵颗粒、金花清感颗粒、蓝芩口服液、桑菊饮、银翘散、连花清瘟颗粒等；暑湿为主时可以选择蒿芩清胆汤、新加香薷饮、藿香正气水等。若判断为内伤发热，气虚为主时可以选择人参败毒散、玉屏风散等；阴虚为主时可以选择青蒿鳖甲汤、加减葳蕤汤等；阳虚为主时可以选择升阳益胃汤、补中益气汤等；气郁为主时可以选择加味逍遥散、柴胡疏肝散等。以上药物口服均需要在中医大夫的指导下使用。

适度的发热，对于汗出邪去、培护正气、提高抗病之力是有利的。除服药外，在体温不太高时，可先物理降温，可以在药房买薄荷、青蒿、连翘各100g，每次各取15g用开水泡10分钟，等晾凉后放冰箱里冷藏，然后用药汁搽患者的胸口、额头、腋窝、手脚心；也可以选择针刺、拔罐或刮痧、推拿，如大椎、少商、商阳点刺放血，针刺十宣穴、穴位拔罐、膀胱经走罐或刮痧。

从西医角度来分析，人体是通过温度感受器来感知体温变化的。在寒冷环境下，人体内的冷觉感受器感受到外部温度变化后就会变得兴奋，并将这种兴奋通过神经传导至下丘脑，下丘脑内部的体温调节中枢也会兴奋起来，将应对寒冷的信息通过神经再传导出去，命令体内产热的相关部位快速反应起来。比如"打哆嗦"就是产热的重要功臣"骨骼肌"不自主战栗，增加产热。在病理状态下，当人体受到病原体感染后，来自病原体的某些特殊物质会被人体的免疫系统所识别，后者会释放一些细胞致热因子。人体的体温调节中枢使身体产生一系列复杂的生理应激反应，最终促使人体局部或者全身发热。常用的退烧药物有对乙酰氨基酚、布洛芬、吲哚美辛、阿司匹林等。

发热期间，宜保持饮食清淡，适量补充糖盐水。出现发热（如果不是超高热）不要盲目服用退热药物，先观察一下伴随症状，如果有鼻塞、流涕、咽痛、头痛、肌肉酸痛等感冒症状，可考虑是感冒、流感或新冠病毒感染等引起的，这时候如果体温高于38.5℃，或者不适症状比较严重，可选服合适的退热药。

如果发热伴有咳嗽、黄脓痰、气急、气喘、低氧血症（指尖氧饱和度低于95%），或者伴有腹痛、压痛、反跳痛等，或者伴有昏睡、呼之不应、颈项强直等神经系统症状，要考虑肺部感染、腹腔感染或者中枢神经系统感染，需及时就医，做进一步的检查，由医生诊断，切不可因服用退热药物，掩盖了症状，贻误了治疗时机。

02 ▶ 为什么会出现咳嗽？

　　吴某，男，35 岁。旅途感受风寒，肺卫之气郁滞，寒热无汗，全身酸楚，头痛咳剧，曾服解表发汗剂，寒热稍退而增气急喘促，痰呈白沫量多，脉弦紧，苔薄白，此小青龙汤证也。予净麻黄 5g，川桂枝 5g，北细辛 2g，法半夏 6g，淡干姜 2g，炙前胡 6g，炙白前 5g，光杏仁 9g，大贝母 9g，炙甘草 5g。2 剂，水煎服。

　　二诊：诸恙悉减，精神渐增，胃纳亦渐佳，再方理之。炙紫菀 10g，蒸百部 10g，炙前胡 5g，炙白前 5g，光杏仁 10g，大贝母 10g，炙甘草 5g。2 剂。

　　咳嗽是指肺失宣降，肺气上逆作声，咳吐痰液而言，为肺系疾病的主要证候之一。其中有声无痰为咳，有痰无声为嗽，一般多痰声并见，故以咳嗽并称。咳嗽常见于西医的上呼吸道感染、支气管炎、支气管扩张、肺炎或其他兼见咳嗽的疾病。病机为邪客肺系，肺失宣肃，肺气不清所致，病位在肺，涉及脾、肾。

　　中医学讲"肺为华盖"，意思就是说肺像伞一样罩着其他的脏腑，但同时"肺为娇脏"，它又最易受到外来有害物质的侵害。中医学认为"肺主咳"，肺病则咳，因此治咳的核心是治肺。此外，《黄帝内经》中提出"五脏六腑皆令人咳，非独肺也"，可见其他脏腑的功能出现紊乱也会导致咳嗽，如心火过旺灼伤肺金会导致肺热咳嗽的发生；脾胃虚弱、脾土不足会引起脾土不能生肺金，导致久咳不愈等。因此中医在解决咳嗽问题时以调肺为主，并结合个体情况具体辨证，以进行针对性的止咳调治。

从中医养生的角度，我们平时要注意饮食护理。不同证型护理的饮食要点不同，常见的咳嗽类型及饮食护理如下。

1 肺寒咳嗽

出现咳嗽声重，痰白稀薄，伴有鼻塞、流清鼻涕、打喷嚏等症状。应选用温肺散寒、化痰止咳的药物，例如小青龙颗粒、通宣理肺丸、通宣理肺颗粒等。同时，可以适量喝些生姜红糖水或者葱白水来辅助治疗。

2 肺热咳嗽

出现咳嗽声重，痰黄黏稠，伴有发热、咽痛、口干等症状。应选用清热化痰、止咳平喘的药物，比如蛇胆川贝液、川贝枇杷露、咳喘宁颗粒等。同时，可以适量喝些冰糖雪梨水或者枇杷叶水来辅助治疗。

3 积食咳嗽

出现咳嗽痰多，痰白黏稠，伴有腹胀、食欲不振、口臭等症状，可能经常便秘或者腹泻。应选用消食化积、止咳化痰的药物，例如消积止咳口服液、保和丸等。同时，可以适量喝些山楂水或者陈皮水来辅助治疗。

除了以上 3 种咳嗽类型外，还有其他的原因可能导致咳嗽，如病毒、细菌、支原体等病原体感染所致的急性咳嗽，可引起感冒、鼻窦炎、支气管炎、肺炎等，急性咳嗽治疗不当就会转变成难治且易反复的慢性咳嗽。咳嗽是一种保护性生理反射，可有助于清除呼吸道内的分泌物及有害因子，但频繁或剧烈的咳嗽则对患者的工作与生活带来极大的影响，同时引发诸多并发症，如头痛、腹痛、呕吐、小便失禁、晕厥等。面对咳嗽无需过度紧张或焦虑，对于具有慢性肺病的患者，如支气管扩张、慢性阻塞性肺疾病、间质性肺病，可能伴有终生轻度的咳嗽，但是对于不伴有基础疾病，咳嗽症状持续不缓解或进一步加重出现并发症，影响睡眠，影响工作生活等，建议及时于呼吸科就诊。

03 咯血

患者张先生最近总是出现咳嗽的症状，咳嗽不算太频繁，偶尔痰中带血，量不多，痰多，多为黄脓痰，身体瘦弱，声音无力，于是他来到了中医科。经询问，张先生最近受了风寒，大夫看了看他的舌苔，黄厚苔，舌质略微紫青，舌底静脉曲张，一派瘀相。按他的脉象，沉取无力，但脉象较浮。针对患者咳嗽、痰多、咯血等症状，大夫开了止咳止血化痰中药。再次复诊后，患者咳嗽、咯血症状有了明显的缓解。

咯血又称咳血、嗽血，是指肺络损伤，血液妄行，溢入气道，随咳嗽而出为主症的病证。临床常见为痰血相兼，或痰中带血丝，或纯血鲜红，间夹泡沫等症状。可见于西医慢性气管炎、支气管扩张、肺结核、肺炎、肺癌等肺部疾患，也可见于心血管病及血液病引起的咯血。

中医治疗咯血的方法包括：①清肝泻火凉血止血法。此方法适用于肝火旺盛、肺热伤络引起的咯血，在临床上，患者可能会出现痰中带血、咳吐大量鲜红色血液等症状。此时，医生可能会使用泻白散和黛蛤散等方剂，加上黄芩、栀子、龙胆草等中药进行清肝泻火、凉血止血。②清热化痰止血法。此方法适用于痰热壅肺、热伤血络引起的咯血，在临床上，患者可能会出现痰中带血如铁锈色等症状。此时，医生可能会使用麻杏石甘汤等方剂，加上鱼腥草、黄芩、蒲公英、紫花地丁等中药进行清热化痰、止血。③滋阴降火止血法。此方法适用于阴虚火旺、灼伤肺络引起的咯血，在临床上，患者可能会出现咯血鲜红等症状。此时，医生可能会使用百合固金汤等方剂，加上炒栀子、白及、地榆等中药进行滋阴降火、止血。

　　患者出现咯血的症状应当及时就医，此外在日常生活中要慎养，不能着凉吹风，不能吸烟，远离空气污染地区，避免肺炎的发生。要加强锻炼，提高身体免疫力和身体耐受力，作息规律，早起早睡，不熬夜，不要过于劳累。饮食上，应当少吃肉，因为中医的观念里"鱼生痰，肉生火"，多吃青菜，补充维生素。要定期复查胸部情况，如果出现咯血要及时治疗，不能耽误，因为支气管扩张有可能大咯血，甚至有患者失血量过多而死亡。

04 ▶ 口臭是哪里来的火？

　　患者王女士最近很烦恼，她说平日里跟孩子关系特别亲近，可是最近聊天时一靠近孩子，孩子就下意识地退后两步，终于忍不住问孩子为什么？孩子说："妈妈，你嘴里有股味，特别难闻。"这个答案着实让王女士特别尴尬。王女士打开了医院的挂号系统，心烦意乱地翻了翻，也不知道口臭该挂哪个科。王女士的先生安慰她说："估计就是上火了，挂个中医科看看吧。"王女士火急火燎地赶到了医院，见到大夫就忙不迭地问："大夫，快帮我看看我是哪里上火了，我口臭，连孩子都嫌弃我了。"大夫仔细询问后得知王女士爱吃油腻辛辣刺激食物，不仅口臭，还有便秘、打嗝、腹胀、口干、总想喝凉水等表现。这是典型的胃热证，老百姓所说的胃火。大夫给王女士对症开了清胃热的中药，服用1周后，王女士口臭的症状得到了显著改善。王女士口臭是因为有胃火，那么所有的口臭一定都是有胃火吗？口臭应该看什么科呢？

口臭是指呼吸时从口腔、鼻咽部、食道等空腔中散发出异味的一种症状。由于口中散发出让人不愉悦的气味有损于个人社会形象，常给口臭者带来巨大的心理压力，从而影响人们的生活和交往。Miyazaki等人将口臭分为假性口臭、口臭恐惧症和真性口臭。如果口腔中实际没有异味，但患者认为自己有口腔异味，可以诊断为假性口臭。如果口臭经过治疗后，患者仍坚持认为自己口中有异味，临床医生可以评估患者的精神心理状况，诊断患者是否有口臭恐惧症。口中确实散发有异味，可诊断为真性口臭。真性口臭分为生理性口臭和病理性口臭，其中生理性口臭是指服用了某些特殊药物或刺激性气味的食物等导致口腔出现异味的情况，常常经过口腔清洁可快速消除。病理性口臭又分为口源性口臭和非口源性口臭，以口源性口臭为主，多由不良的口腔卫生习惯所导致的龋齿、牙龈炎等口腔周边局部因素引起；另有一部分非口源性口臭则与糖尿病、消化系统疾病、呼吸系统疾病、肾脏系统疾病等系统性疾病相关。

整体观是中医辨证施治的精华之一，中医学认为口中臭秽不仅是口腔的局部表现，也是内在脏腑出现病理证候的一个预警提示，常与胃火炽盛、痰热壅肺、肝火上炎等因素相关。如口臭伴有口渴、口干、反胃、返酸、牙龈红肿、便秘及小便黄等症状，常以胃火炽盛为主；口臭若伴有面红目赤、急躁易怒、口苦口干、失眠，则多为肝火上炎；口臭同时伴有咳嗽、咯痰、咽痛、咽干者，常与痰热壅肺相关，也就是老百姓说的肺火。中医学认为口臭虽可病及肝、胃、肺等脏，但主要以脾胃受损为主，在治疗上应以调理脾胃气机为首，兼顾疏肝、清肺。生活调养上应清淡饮食，注意口腔清洁护理，保持二便通畅。

那么出现口臭的时候到底应该选择什么科室就诊呢？平素没有基础疾病的患者，口中有臭秽气味伴或不伴血腥味，可以选择看口腔科或耳鼻喉科，排查龋齿、牙龈炎、鼻窦炎等口腔、鼻咽部局部疾病；平素有消化系统疾病或既往有幽门螺杆菌感染病史的患者，可以选择看消化内科或中医科；血糖控制不佳的糖尿病患者口腔中如有烂苹果气味，应及时于内分泌科就诊；口中有尿骚味的患者可于肾内科排查慢性肾病。

05 恶心呕吐

案例故事

案例1：女性患者，33岁，近1周来出现恶心呕吐，其特点是饮食半小时后即出现恶心呕吐，呕吐物少，有少量食物。空腹时亦有恶心不适，无明显反酸烧心，排便正常。

案例2：女性患者，35岁，近两年来每次月经前1周即出现胸部胀满不适，伴有恶心，无明显呕吐内容物，行经后症状消失。

还有很多小朋友，经常突发恶心呕吐，无腹泻，吐后即觉全身不适明显改善。

养

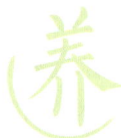

　　中医的恶心呕吐与西医的恶心呕吐定义和内涵是相同的，它是一种症状的描述，而不是一种疾病的诊断。西医和中医同样追究恶心呕吐的病因：①是脑血管病引起的呕吐吗？②是急性胃肠炎等细菌或者病毒感染引起的呕吐吗？③是消化道疾病引起的恶心呕吐吗？④是目前什么疾病引起的恶心呕吐吗？例如放化疗后的恶心呕吐。带着这样的疑问，我们要解决的问题是：是急性的恶心呕吐，还是慢性的恶心呕吐；是因势利导的催吐，还是健补脾胃、沉降胃气。如果是儿童饮食不节或者饮食不洁引起的呕吐，以及成人急性肠胃炎（无论是细菌还是病毒）的急性期呕吐，人体把不干净的食物或者饮食后胃部无法接纳的食物呕吐干净，这样也叫作毒邪外排，毒邪有出口，吐后安稳。医者顺势而为，因此中医有催吐药，像常山、皂荚、胆矾、瓜蒂，但这类中药多有毒性，因此随着现代医疗洗胃技术的发展，这类药物已经几乎不再使用。

　　而一些慢性恶心呕吐，如饮食后引起的恶心呕吐，或者病例2患者月经前一周引起的恶心呕吐，在排除了脑血管病引起的恶心呕吐后，要考虑健补脾胃，调理胃气。中医有针对呕吐不同严重程度的方药进行治疗。轻度用橘皮竹茹汤，适合小朋友调理脾胃；中度恶心呕吐用旋覆花代赭石汤、香砂养胃颗粒，这些都可以条畅胃气，使胃气下沉；严重的可以选用丁香柿蒂散。对于轻度的恶心呕吐，可以选用方药中的竹茹、枇杷叶、生姜、陈皮改善症状。比如晕车的时候嚼一点酸酸甜甜的陈皮，抑或是把姜片贴在内关穴，再或是喝点姜枣茶，都有助于改善晕车引起的恶心呕吐。对于疾病引起的恶心呕吐，要借助更加有力且对症的药物予以改善和治疗。

　　究其根本，对于急性期过后的缓解期或者是慢性恶心呕吐患者，在排除肿瘤可能性的基础上，需要健脾和胃，有些还需要疏肝理气。这就是中医的"急则治其标，缓则治其本"。中药常用的香砂养胃丸、参苓白术散就是这类健脾和胃的药物。这类药物的服用时间可以稍长，要在症状消失后继续服用 2 ～ 4 周时间，便于药效的巩固也就是正气的补充。病例 2 在特定的时间出现恶心呕吐，如在月经前 1 周反复出现恶心呕吐，这类患者多属于肝气不舒。同理推测有些人在生气后出现食不下咽，恶心呕吐，亦属于中医肝气不舒的范畴。这类疾病在中医学上认为肝气不调达，也就是木气不顺，影响了滋润的脾土，进而引起整个消化系统的气机运行紊乱，最终胃气上逆引起恶心呕吐。治疗这类患者可以选用逍遥散、木香顺气丸等疏肝理气健脾的药物。肿瘤患者放化疗期间的恶心呕吐，其原因也多在脾胃不和。要根据患者实际情况给予对症治疗，而治疗的根本仍是健脾和胃。

06 腹痛

案例故事

贺某，男，21 岁，司机。因反复上腹隐痛两年，前往医院检查并确诊为"慢性胃炎"，服用陈香露白露、复方胃友、胃泰冲剂治疗一周后，症状消失，停药后复发。于是复诊，诊见：上腹隐痛与进食无关，嗳气。上腹无明显压痛，右肾区明显叩击痛，肾脏 B 超诊断为：右肾多发结石。即收入院，经外科手术取石后，腹痛、嗳气消失。

（1）腹痛，到底是哪里在发出求救信号？

众所周知，腹痛是临床常见的症状之一，很多患者因"胃痛""肚子痛"等原因就诊，那么，腹痛单单只是大家口中的胃痛吗？当然不是。

就像此类病例，临床上还有很多疾病会引起腹痛，比如急性阑尾炎、急性胰腺炎、急性胃肠炎、消化不良、肠梗阻、消化性溃疡等内外科疾病，或者妇科疾病，甚至一些腹腔外疾病，如心脏病变、肿瘤都会引起腹痛。

如果不仔细了解病情，全面检查，则可能会导致失治误治。因此，"腹痛"二字虽简单，但每一次的腹痛都有可能是身体发出的求救信号，患者不能掉以轻心，应尽快去正规医院进行诊疗。

（2）腹痛：男女老少各不同

由于男女老少等人群在体质上有所不同，在辨治时也有所不同，故而有小儿腹痛、妇人腹痛（经行腹痛、妊娠腹痛、黄体破裂、产后腹痛）、老人腹痛等名称。

女性比男性更容易发生痛觉过敏，这是由女性生殖系统和泌尿系统之间的相互作用决定的。因其生理的特殊性，女性发生下腹痛和盆腔痛的概率大大高于男性。对此，古人有经行腹痛、月水来腹痛等名称，如张景岳在《景岳全书·妇人规》中云："经行腹痛，证有虚实。"黄体破裂与宫外孕也是妇科常见的两个急腹症，黄体破裂常发生在月经前一周，患者在进行剧烈运动或腹部撞击后，有可能会发生黄体破裂，导致腹痛与阴道内出血；而宫外孕主要表现为停经、腹痛和阴道流血三个症状，两者具体要通过专科检查进行判断。因此，女性腹痛时，不仅要考虑到腹腔内疾病，还要联系生理期再加以诊断。

此外，腹痛是学龄前儿童较为常见的症状。家里孩子三天

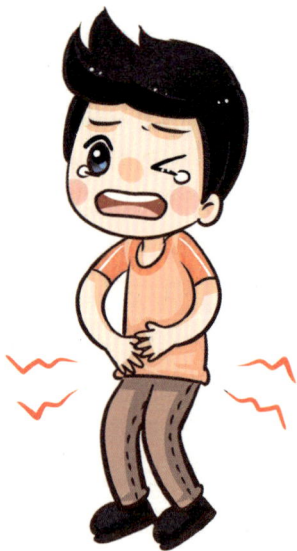

两头说自己肚子痛，不想去学校，去医院检查，有时候也查不出什么问题。这是因为学龄前儿童刚开始从家庭生活步入幼儿园生活，由于生活方式的改变、熟悉的照料人缺失、社会交往技能缺乏，会产生焦虑情绪。这类腹痛称为心因性腹痛。心因性腹痛常与情绪有关，患儿表现出紧张，恐惧与担心，或伴呕吐和其他不适的症状。很多患有心因性腹痛的孩子如果离开幼儿园，相关症状往往会减轻或自然消失。不过，一些器质性疾病引起的腹痛，也会引发孩子的焦虑情绪。因此，面对腹痛的孩子，家长一定要仔细甄别，以免耽误孩子的治疗。

因衰老会影响各类疾病的表现形式，老年患者内脏痛的临床表现不像年轻人那样典型。虽然年龄的增加会使内脏病变的发病率升高，但疼痛程度有所减弱，所以老年人腹痛时，疼痛感不像年轻人强烈，但这并不说明病情轻，反而要全面分析病况。

总的来说，不同的生理功能及年龄阶段提示着不同的腹痛原因。当家里有人出现腹痛时，一定要前往正规医院检查进行治疗，切忌为了止痛而盲目服用药物。

（3）中医论腹痛

中医论"大腹属脾"，故腹痛与脾关系甚密。由于肝胆脾肾，大小肠，膀胱，胞宫等脏腑均在腹腔之内，加之许多经络经过腹部，因此，腹痛涉及范围很广。

中医学认为"不通则痛"是引起腹痛的主要原因，如因气滞不通，或因虫积、食积、瘀血等不通导致气血不畅，影响升降。故治疗腹痛一般以"通"为主。中医除了辨证用药之外，还可以通过针刺缓解腹痛的症状，如针刺足三里、内关、天枢等穴位或者推拿等手段都有一定的治疗效果。

另外，中医提倡"未病先防"，应该通过日常的饮食调摄来养护脾胃，减少疾病发生。主要包括：

①饮食要有规律。切记按时按点进餐，不要有一顿没一顿；

营养搭配要均衡，多摄入优质脂肪和蛋白质，适量吃一些水果。

②禁烟禁酒。抽烟喝酒不仅会刺激胃肠黏膜，形成溃疡性疾病，更严重的还会造成胃肠出血，胆汁反流等疾病，以及影响心肺功能，可谓"有百害而无一利"。因此，想要一个健康的身体，就一定要禁烟禁酒。

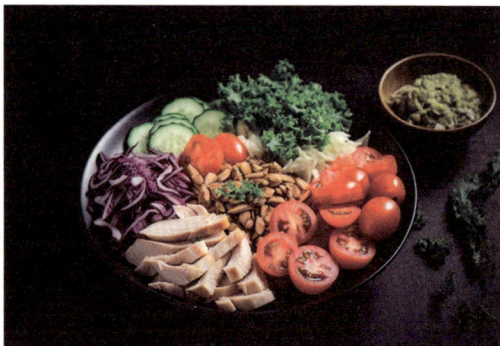

③保持好心情，笑口常开。一个良好的情绪对人的影响非常大，过思伤脾，过度的忧虑会对食欲和消化道有不良反应。"心情好才能消化好"，保持积极乐观的态度，才是健康的第一步。

（4）腹痛：寒热虚实各不同

中医对于腹痛，就其疼痛性质的不同，分为寒、热、虚、实四类。沈金鳌在《杂病源流犀烛·腹少腹病源流》中亦云："腹痛之病，先分寒热虚实，再详虫血食痰，治法备矣。"

寒性腹痛临床表现多有腹痛暴作，其痛拘急，怕冷而喜暖。如《世医得效方·大方脉杂医科》中记载："风邪入腹，拘急切痛，或吐或泄，状如霍乱。"所言即现代肠神经痛、胃神经痛之类。对于此类腹痛，平日里可先选用十香暖脐膏、黑膏药等外用，贴脐腹或痛处，以暖腹散寒，行气止痛。还可以服用羊肉汤，同时加生姜、陈皮等温性之品。若仍不缓解，就要前往医院系统检查。

热性腹痛多与炎症有关，常见腹中烦疼暴作，身热恶热，欲饮凉水，小便黄赤。所言即现代急性胃炎等病。此类腹痛多为急性，建议突然暴发腹痛时，立即就医，刻不容缓。

虚性腹痛多见腹部隐痛，连绵不止，喜温喜按，是脾胃虚寒证的表现。所言即现代胃扩张、胃下垂之症。建议此类患者注意避风寒、忌生冷辛辣；痛时可在上腹部放置热水袋或稍进热饮热食；秋冬注意保暖，尤其是足下、背部及下腹部丹田部位的防寒保暖。平时可按足三里、涌泉等穴位，或灸足三里、关元，热敷上腹部。

实性腹痛多见脘腹胀满，痛而拒按，嗳腐吞酸。正是平日里常说的"吃多了肚子痛"，此时可服用健胃消食片、多酶片、多潘立酮片等药物加速胃肠蠕动，同时对腹部进行热敷或顺时针进行按摩，促进消化。

07 便秘

便秘指由于大肠传导功能失常，排便周期延长，或周期不长，但粪质干结难解，或粪质不硬，虽有便意，而排出不畅的病证。临床常伴腹痛、腹胀、嗳气、食欲减退等症状。

中医学认为便秘是由于燥热造成的肠内废物集结引起的。通常熬夜，吃太多辛辣的食物，食用过多温补的健康保健品等，会导致阳盛灼阴，阳盛可以将肠液烧干，没有水来滋润变得干硬的粪便，导致便秘。这种便秘粪便会变得很干硬，像羊粪一样，排便时非常费劲，一粒粒从直肠里蹦出来，也很痛苦，严重一点还会伴有大便出血，肛门破裂的情况，这种便秘称为热秘。

气滞也可导致便秘。气滞通常指情绪上的不适、抑郁、焦虑和悲伤，坐的时间太长，缺乏运动，导致大肠传导失败，糟粕在肠道停滞，而大便秘结，即所谓"气内滞而物不行"。湿而黏的大便不干燥，但很难排便，此也属于便秘。

由于慢性病，产后，老年体质虚弱，气血亏虚，脾胃不好，喝水量少，生病时出汗过多导致缺乏肠液，使得大肠传递无力，血虚津亏，大肠滋润营养不良，肠燥，粪便运行缓慢，也可引起便秘。

脾肾阳虚型便秘多见于老年人，多发生于秋季和冬季，由于受寒冷而引起便秘。

中医将便秘分为热秘、气秘、冷秘及虚秘四种类型。

热秘指由于胃肠积热，即燥热内结，耗伤津液，使大肠传导失润，大便干结而引起的便秘。临床表现多为大便干结，小便短赤，面红身热，兼有腹胀、腹痛、口干而臭，舌质红，苔黄腻或黄燥。治疗可用麻子仁丸（麻子仁、芍药、枳实、大黄、厚朴、杏仁）、更衣丸（芦荟、朱砂）。

气秘指由于气机郁滞，通降失职，使糟粕内停，不能下行所致的便秘。气秘多发于忧愁、思虑过度、情志不畅或久坐而少动的人。气秘和热秘均属于实证便秘。临床表现为便秘不通，欲便不得，两胁胀满，舌苔薄腻。治疗可用六磨汤（沉香、木香、槟榔、乌药、枳实、大葱），也可配合更衣丸。

冷秘指由于阳气虚衰，阴寒内生，致阳气不通，肠道传送无力，大便艰涩所致的便秘。冷秘多发于年老体衰及久病者。临床表现多为大便涩，排出难，小便清长，四肢觉冷，面色白，腹有冷痛感，甚者腰背酸冷，喜热怕寒，舌淡苔。治疗可用半硫丸（半夏、硫黄）加肉苁蓉、当归。

虚秘指虚证所致的便秘，由于劳倦、饮食内伤或产后、病后以及年老体虚，气血两亏，气虚则大肠传送无力，血虚则津液不能滋润大肠，而导致大便排出困难，以致秘结不通。虚秘分为气虚便秘、血虚便秘及气血两虚便秘3类：①气虚多为面色白，神疲气喘，排出之便并非干便，脉现虚象，舌淡少苔或苔薄。治疗可以用生黄芪、火麻仁、陈皮等，气虚甚者可加入西洋参滋阴益气，腰酸痛者可加杜仲、枸杞、虫草，肺气虚可加百合、知母以滋阴润肺等。②对于血虚型便秘，临床多见大便秘结、面色无华、头晕目眩、唇淡、脉细或细数。此类便秘多发生在失血过多，贫血患者，产后失血的妇女及崩中漏下的女性。治疗应用生地黄、当归、麻仁、枳壳。方中生地黄、当归滋阴养血，麻仁、桃仁可活血、润燥、化滞通便，枳壳宽中下气、引药下行通便，对阴虚内热出现口干燥热，也可酌加滋阴生津之品。气虚、血虚可单独出现，也有同时出现，应辨证施治。

便秘可能与日常的饮食有比较大的关系，生活中要合理地安排饮食，尽量多吃新鲜的蔬菜与水果，同时也要适当地进行运动。患者应该养成定时排便的习惯，也应该多喝温热的开水，可以适当地喝一些花茶，对便秘的调节也有一些帮助。

08 为什么腹泻反反复复总不好？

案例故事

患者刘先生，自述3年前无明显诱因出现泄泻，多于凌晨腹泻，且每次进食生冷油腻后加重，便前腹痛便后缓解，畏寒喜暖，伴乏力，伴腹胀肠鸣，恶心呕吐，大便质稀，日行4～5次，夹黄色黏液，自行服用蒙脱石散、乳酸菌片、地衣芽孢杆菌活菌胶囊等药物后均可缓解病情，减轻腹泻症状，停药后随即复发。

中医诊断：泄泻，肾阳虚衰证。治法：温肾健脾，涩肠止泻。处方：附片、干姜、党参、茯苓、炒白术、肉苁蓉、补骨脂、五味子、炒白扁豆、芡实、桂枝、泽泻、陈皮、甘草。共7剂，水煎服，日1剂，分2次温服，患者用后病情好转。

养

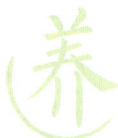

腹泻是生活中非常常见的疾病，一般来说，腹泻原因主要有两个：一是饮食不当；二是感染风寒。这两种类型腹泻来得快，去得也快，往往在服用止泻药物后都能得到好转。但有些人的腹泻却并非如此，只要稍微吃一些寒凉辛辣的食物，就会出现腹泻，甚至由于情绪变化，也会导致腹泻发生，反反复复的腹泻总是不好。那这些情况是怎么回事？在平时生活中又应该注意什么？

《黄帝内经》有关泄泻病因病机理论基础中，脾虚湿盛是导致泄泻发生的关键因素。明代张景岳的《景岳全书·杂病谟》载："泄泻之本，无不由于脾胃。"腹泻的辨证首先应该辨别寒热虚实。大便清稀，完谷不化，多属于寒证；大便黄褐色而臭，泻下急迫，肛门灼热，多属于热证；泻下腹痛，痛势急迫，拒绝按压，泻后痛减，多属于实证；病程较长，腹痛不严重，喜温喜按，神疲乏力肢体冷，多属于虚证。虽然泄泻的具体病机不同，临床表现也有所不同，但各种病因所致脾胃虚弱是泄泻发生的主要病机，且多涉及肝、肾。中医学认为脾胃为后天之本，主运化水谷精微，是气血生化之源，可以营养五脏六腑、四肢百骸、皮肤筋骨。若脾胃功能失调，就会导致全身各脏器以及皮肤的老化早衰，即"胃"老先衰。因此，要在平时生活中养成良好的习惯，保护好我们的胃，从根源上治疗腹泻。

腹泻俗称"拉肚子"，该病一年四季均可发生，但以夏秋两季多见。在日常生活中，由于饮食不当偶尔拉肚子是正常的情况，但长期腹泻或症状严重，不仅会影响健康，也会对工作和生活造成不便。在这里，向大家介绍一个治疗腹泻的小妙招：艾灸。对于腹泻患者，可以选择足三里、中脘、神阙等穴位进行艾灸。其中神阙用隔盐灸；中脘用雀啄灸；足三里用温和灸。

1 隔盐灸

用食盐填平脐孔，再放上姜片和艾炷施灸（也可不用姜片直接施灸，但要注意防烫伤）。鲜生姜切成直径 2～3cm、厚 0.2～0.3cm 的薄片，中间以针穿刺数孔，上置艾炷放在应灸的部位，然后点燃施灸，当艾炷燃尽后，可易炷再灸。一般 3～6 壮，以脐周皮肤红晕为度。在施灸过程中，若患者感觉灼热不可忍受时，可将姜片向上提起或缓慢移动姜片。

2 雀啄灸

将点燃的艾条置于施灸穴位上约 3cm 处，艾条一起一落，忽近忽远上下移动，如鸟雀啄食样。一般每穴灸 5 分钟，此法热感较强，可通过微微汗出驱邪外出，但应注意防止烫伤皮肤。

3 温和灸

取艾条点燃后，距穴位 2～3cm 处进行悬灸，使局部感觉温热而无灼痛为宜，每次灸 10～15 分钟，灸至皮肤红晕为度。

腹泻虽是一种常见病，但有时又是一种较难治愈的病，其病因与饮食、体质、心情、环境等因素都有关系。平时要注意保暖、好好吃饭、作息规律，心情舒畅。如果长时间腹泻，服用药物没有明显缓解，一定要到医院进行检查，排除肠道感染、肿瘤、炎症性肠病等器质性疾病。

09 便血

案例故事

案例1：男性患者，65岁，2个月前进行胃肠镜检查，1个月前体检，便常规潜血阳性，大便颜色正常。无消化道不适。

案例2：女性患者，45岁，诉近2周排便时有血，血色鲜红，大便偏干。无肛周疼痛不适。

案例3：男性患者，68岁，反复大便带血2月余，多有鲜血，偶有大便颜色变黑。无明显腹部疼痛不适。近2个月出现晕厥一次，体重下降约8斤。

便血，顾名思义，拉粑粑的时候不是正常的大便颜色，而是大便混有鲜血，是一种人体出现的不同于平时的症状描述。临床上，要注意大便的颜色。如果大便的颜色偏黑，临床上叫作柏油样便，这时不仅大便色黑且还有一定的亮度，所以称为柏油样便。这也是便血的一种表现形式，只是出血的位置距离肛门口比较远，出血点是在上消化道或小肠，血液在肠内停留时间较长，血中的红细胞被破坏，其中的血红蛋白和硫化物结合形成了硫化亚铁，让粪便成了黑色，又因为表面附有黏液而发亮，所以变成了柏油一样又黑又亮。

对于便血，要掌握几个常识。案例1的患者在进行胃肠镜检查1个月后，体检仍发现了大便潜血。也许看到的大便颜色是正常的，但是便常规检查有潜血"+"号，说明出血量极小。在胃肠镜检查均正常的情况下，且在检查后出现大便潜血阳性，因此考虑是外在因素引起的黏膜轻度损伤，一般是可以自愈的。临床上也有在胃肠镜检查后 2 天出现柏油样便的，需要警惕出血量的多少，还要结合患者症状判断是否需要止血，多数检查引起的出血会通过人体的修复机制改善。

案例 2 的患者出现大便中有鲜血，同时患者描述自己有痔疮，且大便偏干。便血发作时间不固定，可能与情绪和劳累相关。这时要看患者的精气神，有些人会觉得乏力不适，有些人觉得没有什么不舒服，而肛肠科的大夫在经过肛门指诊后，会很明确告诉患者是由于痔疮发作引起的便血。发现大便是鲜血且出血量少的这类人群，多半是由于痔疮所致，所以担心程度会减少很多。中医药对于这类患者的便血治疗分步骤进行，首先这类人群的大便是否是干燥而难以排出的，如果确实如此，就需要润肠通便，当归芦荟胶囊、香丹清、麻仁润肠丸就是这类通便的药物，而地榆槐角丸用于便血量稍多的患者进行止血治疗。在开处方时，要对患者的寒热、虚实予以区分对待。这类便血患者多以实热证为主，由于大便干燥导致胃肠燥热，所以需要清热解毒治疗，急性期还需要凉血止血，此为治其标。还需要探究便秘的源头是什么，是近期劳累上火引起的大便干燥，还是生气着急引起的大便干燥，还有老年人排便无力而过于使劲引起的黏膜破裂出血，此为治其本。有些小朋友会拉羊粪蛋似的大便，家长描述"羊粪蛋"里还有血丝，这个时候要追溯小朋友的饮食习惯，蔬菜和肉类，水果和餐食摄入的不平衡是便血的根本。老年人的痔疮便血提示年龄大，大便干，同时排便时疲乏无力。此时中医治疗要考虑补益气血、健脾益肾，同时要理气通便，很多人选择开塞露灌肠以滋润肠道，这是下下策。还要避免便秘、便血诱发的心脑血管疾病。因此是补是清，需要根据个体的实际情况予以区别治疗。

案例 3 的患者，近 2 个月反复大便带血，大便并不干燥，也

21

没有痔疮。在此期间发生过一次晕厥，无生命危险。这个患者在肛肠科就诊后来寻求中医治疗。肛门指诊可以摸到肿物，要考虑恶性肿瘤的可能性，在之后的诊疗中也证实是直肠癌。患者的便血如果不手术会越来越严重。如果没有发生肿瘤的转移或有手术机会，首先考虑肿瘤切除治疗，把便血的根源祛除。中医药治疗可以围绕手术前及手术后同时进行。在是否手术的决策阶段需要消化科、胃肠外科医生的良好沟通。

便血虽然是症状，但是随着现代医学的深入发展，可以明确便血的位置和便血的原因。一些西医学中的免疫系统疾病例如溃疡性结肠炎，也是以便血为主要表现，整个肠道系统的免疫功能失调引起出血，位置散在。所以要病证结合，既要知道患者是什么病，亦要通过辨证了解患者在中医学上是什么证，寒热虚实选取的药物不同，治疗也有轻重缓急。出血量较多的便血要以止血为主。常说的十灰散，就是多种草药炒成灰，变成灰黑色的物质，例如茜草炭、地榆炭、藕节炭、血余炭这类药物有止血的功效。出现量不多的便血要以益气补血固血为主。生地榆、炒槐花、白茅根这类药物都有凉血止血的功效。中医治疗的根本仍是急则治其标，缓则治其本。找到便血的根本所在，予以对症治疗。

10 久坐族腰痛的防治之道

在快节奏的现代生活中，上班族和学生党久坐已成常态，这种久坐的生活方式往往伴随着腰痛这一"隐形杀手"。不良坐姿、长时间保持同一姿势，使得腰部肌肉和骨骼承受巨大压力，进而引发腰痛。二三十岁的年龄，七八十岁的腰。腰痛不仅影响工作效率和学习成绩，更对生活质量造成严重影响。中医对于久坐族腰痛的认识和防治之道如下。

（1）久坐姿势不良：腰痛之源

久坐族由于长时间保持不良姿势，如弯腰驼背、斜倚一侧等，使得腰部肌肉和韧带长时间处于紧张状态。加之长时间保持同一姿势，腰椎间盘受到挤压，腰椎曲度改变，腰部骨骼和肌肉受到损伤，从而引发腰痛。腰痛初期只是轻微的酸痛或不适，但随着时间的推移，症状逐渐加重，甚至影响日常活动。

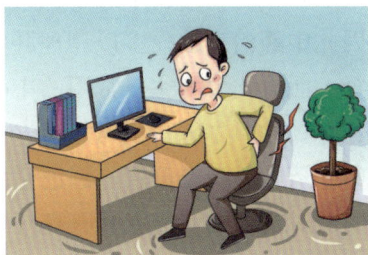

（2）中医对腰痛的认识

中医学认为，腰痛多因肝肾不足、气血瘀滞、风寒湿邪侵袭等因素所致。肝肾不足导致筋骨失养，气血瘀滞使腰部经络受阻，风寒湿邪侵袭则加重腰部疼痛。因此，中医治疗腰痛注重调理肝肾、疏通经络、祛除风寒湿邪。

（3）中医防治腰痛之道

①调整坐姿：保持正确的坐姿是预防腰痛的关键。上班族和学生党应确保坐姿端正，背部挺直，双脚平放在地面上。同时，定时起身活动，避免长时间保持同一姿势。

②针灸疗法：通过针灸刺激特定穴位，能够调和气血、疏通经络，从而缓解腰痛症状。针灸治疗腰痛具有无副作用、安全可靠的特点，深受患者喜爱。通常选取的穴位包括肾俞、大肠俞、腰眼、委中、腰夹脊和阿是穴等。根据腰痛的不同原因和类型，还可以配合其他穴位进行治疗。例如，对于寒湿腰痛，可以加用腰阳关和风门；对于瘀血腰痛，可以加用膈俞和承山；对于肾虚型腰痛，则可以加用命门和志室。

③推拿按摩：是中医治疗腰痛的有效手段。通过专业医师的

手法，对腰部进行推拿按摩，能够放松肌肉、舒缓疼痛，还可以改善腰部血液循环，促进炎症消退，加速腰部恢复。

④中药调理：中医学认为腰痛与肝肾不足、气血瘀滞有关，因此中药治疗腰痛多以调理肝肾、活血化瘀为主。常用的中药有杜仲、牛膝、川芎等，这些中药能够滋补肝肾、舒筋活血，对缓解腰痛症状具有良好效果。

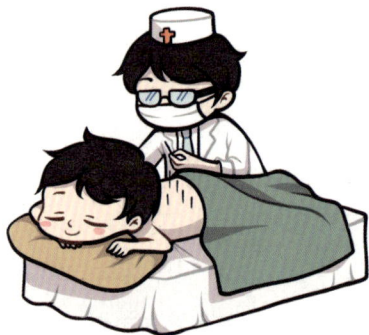

（4）预防腰痛，从日常做起

除了上述中医防治腰痛的方法外，还应该从日常生活中做起，预防腰痛的发生。例如，保持充足的睡眠，避免过度劳累；加强腰部肌肉的锻炼，增强腰部力量；注意腰部保暖，避免风寒湿邪的侵袭等。

11 谈血尿色变？普通人该怎么做？

血尿，顾名思义就是尿液中含有一定量的红细胞，分为"镜下血尿"和"肉眼血尿"。前者一般尿色正常，在体检尿常规时可发现，此时不用慌张，听从专业医生建议即可；后者指如厕时能肉眼可见尿液呈洗肉水色或血色，很多人第一反应往往是惊慌恐惧，害怕和癌症挂钩，但事实上血尿没有那么可怕，明确病因、及时就医是关键。

（1）排除非疾病因素导致的"血尿"

在日常生活中，劳动强度突然增加、大量饮酒、服用某些特殊食物药物等，均会导致尿液发红，祛除诱因后症状在几天内就会消失。引起小便发红的食物主要有甜菜、红心火龙果、红苋菜、黑莓、蓝莓等；药物主要有利福平、氨基比林、多柔比星、呋喃妥因、非那吡啶、苯妥英钠、华法林、硫唑嘌呤、去铁胺、吩噻嗪、氯丙嗪、甲硝唑等。无上述情况出现血尿时，需要及时到医院就诊。

（2）就医时牢记其他伴随症状，帮助医生快速明确诊断

①伴发热、腰痛、尿频、尿急、尿痛等症状，常提示泌尿系统感染，需完善感染指标相关检查。

②伴腰部剧烈疼痛，疼痛向下腹部及会阴部放射，需完善彩超排除结石。

③伴排尿不畅、小便滴沥排出，男性常见，多与前列腺增生、尿道狭窄或膀胱肿瘤相关，需进一步完善泌尿系统相关检查。

④伴高血压、颜面部等处浮肿、泡沫尿等，多考虑为肾小球肾炎，需尽快就诊。

⑤伴牙龈出血、皮肤出血等全身多处不明原因出血，常提示血液病，如白血病、血友病、血小板减小性紫癜，需尽快就诊。

（3）经过详细检查未找到病因的人群应定期随访

经过详细检查仍未找到病因，仅提示血尿但不伴肾脏损害的人群不需要治疗，注意定期到肾内科门诊随访观察。

中医学认为尿血与脾肾关系密切，治疗不以见血止血为要，讲究正气存内，邪不可干，临床上侧重整体调理，提升人体正气。部分单纯性血尿患者伴乏力腰酸，面色偏黄少华，可酌情服用四君子汤或玉屏风散，调理机体，改善症状。久病尿血，面色不华，倦怠乏力，食少便溏，多为脾虚不能统血，治疗宜健脾益气。小便短赤带血，头晕耳鸣，颧红潮热，盗汗，腰膝酸软，多为阴虚化热所致，治疗着重滋阴降火，凉血止血。

在日常生活中，应保持乐观的态度，避免情绪过激，节制房

事，注意清洁卫生，忌食烟酒，少食辛辣刺激之物。

12 想尿却排不出来，为什么会出现排尿困难？

案例故事　　陈女士因工作原因养成了长期憋尿的习惯，有一天突然发现自己尿意频繁，但每次都只有一点点尿，伴随排尿疼痛。陈女士急忙就诊于当地医院，医生告诉她是泌尿系统感染了，可能是长期憋尿导致，予消炎治疗后，陈女士尿频尿痛明显缓解，但后来总觉得自己排尿变得格外费劲，这是为什么呢？

　　排尿困难指排尿费力且有尿不尽感，需增加腹压才能排出尿液，病情严重时增加腹压也不能将膀胱内尿液排出体外，导致尿潴留。排尿困难的临床表现包括排尿等待、排尿费力、尿线变细、排尿时间延长、间断性排尿、尿不尽感、需改变姿势排尿等。

　　正常人体排尿时，膀胱逼尿肌收缩，同时内括约肌松弛，尿道内口开放，尿液流出，当尿道梗阻或膀胱收缩能力缺乏时会出现排尿困难。

　　（1）为什么会出现排尿困难呢？

　　①心理因素：部分人会因焦虑、紧张等情绪，导致尿道内括约肌绷紧无法松弛，出现短暂的排尿困难。出现排尿困难时，关注点会聚焦到这一症状，排尿费劲的感觉就会放大若干倍。

　　②前列腺相关疾病：男性患有前列腺增生、前列腺炎、前列腺癌时会出现排尿困难。

　　③尿道狭窄：当尿道因某些原因造成狭窄时，也会出现排尿

困难的情况，症状严重程度与狭窄程度有关。

④结石：膀胱内有结石活动，且结石在膀胱的出口处，会直接导致排尿困难，并且结石越大，症状会越明显。患者还会出现局部疼痛的现象。

⑤糖尿病神经源性膀胱：既往有糖尿病病史，血糖、尿糖升高，早期症状以尿频、尿急、急迫性尿失禁等储尿期症状为主，晚期表现为膀胱感觉减退和逼尿肌收缩力下降，进而引起排尿困难、残余尿量增加、慢性尿潴留等，容易发生感染和肾功能衰竭。

⑥药物性排尿困难：有些药物对人的副交感神经有抑制作用，排尿困难常见于阿托品中毒、使用麻醉药物等，有明确用药史。

（2）如何预防排尿困难？

①多饮水，不憋尿，保持心情舒畅，避免忧思恼怒。

②少食辛辣刺激食物，戒烟戒酒。

③多吃清淡易消化的食物和蔬菜，防止大便秘结。

④晒太阳，适当户外锻炼，推荐八段锦。

⑤尽快治疗泌尿系统疾病。

当家中有人出现排尿困难时，应及时缓解患者紧张情绪，保持心态平和，或在小腹部热敷，或尝试点按利尿穴。利尿穴，位于腹正中线，脐下 2.5 寸，自觉排尿困难时，可用拇指按压此穴，逐渐加大压力至小便排出，尿液完全排出后停止按压。若排尿困难未见缓解或进行性加重，应及时到医院就诊，遵医嘱治疗。

13 ▶ 头痛

　　中医理论中，头痛指以头部疼痛为特征的一类病证，反复发作、经久不愈者称"头风"。明代的《古今医统大全·头痛大法分内外之因》对头痛病因进行了总结："头痛自内而致者，气血痰饮、五脏气郁之病，东垣论气虚、血虚、痰厥头痛之类是也；自外而致者，风寒暑湿之病，仲景伤寒、东垣六经之类是也。"引起头痛的原因很多，西医认为可由以下病因引起，包括：头皮病变，比如头皮外伤，这类患者因为头皮挫裂伤出血等，导致头部的疼痛；颅内病变，比如脑出血、脑血管病、颅内感染、颅内肿瘤、脑积水等，这些都可能引起头痛；颈椎病，累及颈部肌肉群，导致颈部肌肉的持续痉挛收缩，刺激压迫头部的敏感组织，同时颈椎间盘突出压迫损伤颈神经根，引起后枕部疼痛，放射到头顶，从而出现头痛的情况；枕大神经痛，多表现为头部及后颈部的剧烈疼痛，可向同侧的额部、耳前部以及颈部放射，引起头痛；紧张性头痛，患者可能出现头顶部、双侧额颞部的疼痛，也可能出现后脑勺部的疼痛，一般是持续性的胀痛、钝痛、酸痛等；精神因素，比如休息不好、长期熬夜、反复焦虑、烦躁、精神过度紧张、心理压力过大等，大脑和机体没有得到充分休息，也会出现头痛的症状；其他原因，比如感冒、高血压等，血压高于正常范围，导致脑血管压力增大，对脑血管周围的神经产生刺激，也可以表现为头痛。

　　对于某些头痛（例如颅内占位性疾病）或急性头痛（例如脑膜炎），先用西医诊断出头痛的原因，然后使用西医方法进行治疗，在治疗过程中可结合中药、针灸和按摩等中医治疗方法。艾灸可治疗紧张性头痛，即中医所说的感冒性头痛，用艾灸达到温补阳气的效果。针灸是传统的中医治疗方法，可有效治疗头痛。在排除器质性疾病的前提下，针灸治疗紧张性头痛和神经性头痛特别有效。针灸实施的穴位主要是头部、面部和四肢。目前，偏头痛被认为是不治之症，但是，针灸治疗可以显著减轻症状并减少发作频率。

可以服用中药治疗头痛。如果头痛是受凉、睡眠不足等原因引起的，可以遵医嘱服用天麻、钩藤、川芎等中药，起到舒筋通络、活血化瘀等功效，能够有效改善头痛的症状。此外，也可以遵医嘱服用大枣、枸杞子等中药，缓解头痛症状。

除了上述方法，还可以通过刮痧、拔罐等方法缓解头痛。日常生活中需要注意做好头部的保暖工作，避免头部受凉。要规律进食，饮食宜清淡，注意营养均衡，避免食用过咸、咖啡因含量丰富的食物和饮料，戒烟戒酒。保持规律的作息，使身体适应规律的睡眠时间，睡眠时间不宜过短，但也应避免睡眠时间过长。另外，进行定期适度的锻炼，不仅有助于放松肩颈部的肌肉，还可以缓解压力。头疼的患者可以尝试定期进行放松训练，日常生活中注意良好的姿势，避免肩颈部肌肉过度紧张。日常生活管理和情绪调节对防止头痛的出现和加重有非常重要的意义。

14 失眠那些事儿

早在 3000 年前的《诗经》中就提到过"优哉游哉，辗转反侧"，意思是说心里有所思念或心事重重，导致翻来覆去不能入睡，也就是大多数人都经历过的"失眠"。"睡眠特困户"已成为越来越多年轻人的自画像。

《中国成人失眠诊断与治疗指南》规定失眠的主要表现有：①入睡困难，入睡时间超过 30 分钟；②睡眠质量下降，睡眠维持障碍，整夜觉醒次数≥2次，早醒；③总睡眠时间减少，通常少于6.5小时；④同时伴有日间功能障碍，如疲劳、注意力不集中或记忆障碍、日间思睡、情绪低落或易激动、躯体不适、认知障碍等。

（1）什么样的人容易失眠？

①现代社会生活节奏快、压力大，人们面临感情、升学、就业、买房等压力，容易导致情志不畅、气滞血瘀，气血不顺则五脏难安，不能养神反而伤神，便影响睡眠。

②患有精神类疾病的人群，如焦虑症、抑郁症、创伤后应激综合征等。

③短时间内变换睡眠环境，如出差、倒时差等。

④服用影响睡眠的药物或饮酒。

⑤对咖啡因敏感的人群，喝咖啡或奶茶后彻夜难眠。

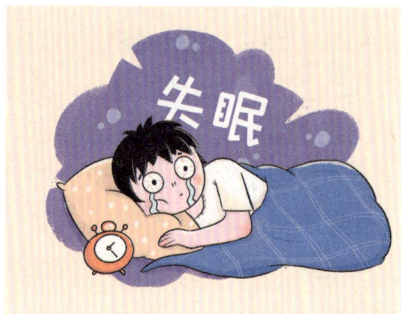

⑥晚上进食不易消化的食物或饮食过多的人，容易入睡困难，正所谓"胃不和则卧不安"。

⑦体质为气郁质、阴虚质及湿热质的人群。

（2）如何应对失眠？

①保持心情愉悦。现代人失眠多由精神压力引起，减少精神内耗、调畅情志、缓解压力、养心安神、心无所住，方可睡个好觉。

②调整生活习惯。养成按时起床、按时睡觉的好习惯，形成生活律律；白天适当锻炼，轻度疲劳感有助于入眠；晚餐和睡眠之间间隔一段时间，宜清淡、易消化，不宜过食，以免"胃不和则卧不安"；晚餐后不宜饮用浓茶、咖啡、奶茶等，以免过度兴

奋难以入眠。

③药膳。可选用具有养心安神助眠功效的中药或食材泡茶、煲汤或熬粥，如酸枣仁、百合、合欢花、柏子仁、莲子、远志等。

④艾灸、耳穴压豆。艾灸：采用神阙隔盐灸，以炒过的盐填平肚脐后，上面放置5mm厚度的姜片，然后放艾炷并点燃。也可以选用百会、涌泉、心俞、神门、安眠等治疗失眠的穴位进行艾灸，每天10分钟即可。耳穴压豆：可选择皮质下、交感、神门、心等耳穴，弱刺激按压，以感到局部轻微刺痛为度。一压一放，每穴反复20次左右，每天按压3～5次。

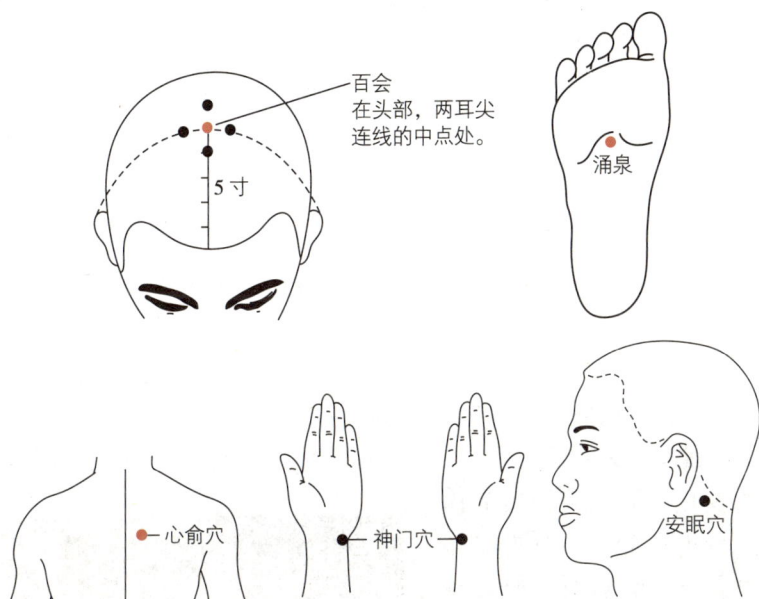

百会
在头部，两耳尖连线的中点处。

5寸

涌泉

心俞穴

神门穴

安眠穴

⑤按摩。"头为诸阳之会"，从前到后、从中间到两边按摩头皮，可以刺激头部经络穴位，调整机体阴阳平衡，缓解失眠、多梦。

⑥按需就诊。对于以上方法无法缓解的重度失眠患者，应及时到医院就诊，对于酒石酸吡唑坦、艾司唑仑、佐匹克隆等安眠药，请一定在医生指导下进行用药，以免使用不当产生严重的不良反应。对于由抑郁、焦虑、躯体化障碍等精神系统疾病引起的失眠（共病性失眠），则需要进一步专科诊治。

15 脱发

小王最近很苦恼，不仅工作压力大，生活上也一堆烦心事儿，这不，最近头发也掉得格外频繁了。眼看着头顶日益稀疏，小王赶紧来看看中医，到底是什么原因，自己也没到那个年纪呀，都说理工男容易脱发，这成就没见着，头倒是越来越冷了。

脱发是头发脱落的现象，有生理性及病理性之分。正常情况下，每人每天大概会脱落 60 ~ 100 根头发，梳头或者洗头的时候掉一些头发完全不用担心，这是因为已经处于生长休止期尚未脱落的头发由于受到梳理及清洁的牵拉而脱落，属正常的新陈代谢。正常人的脱发和头发新生呈一个动态的平衡，发量基本上不会有明显的变化，但如果短时间内头发大量脱落，且发量明显减少，就有可能是病理性脱发了！

随着社会压力不断增大和生活节奏的加快，以及不良的饮食和作息习惯，

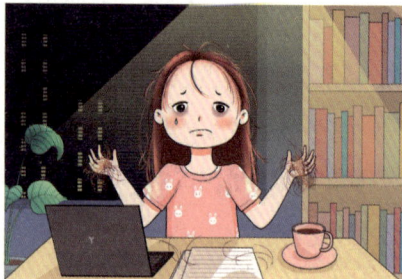

现在生活中"聪明绝顶""地中海"的现象越来越多，不仅出现在中老年人群中，也困扰着越来越多的年轻人。那么，造成脱发患者越来越多的原因究竟是什么呢？

（1）脱发的几种类型

①休止性脱发：毛发正常代谢时会有部分脱落，一般每天不超过100根，这是正常的脱发。

②斑秃：俗称"鬼剃头"，即突然发生的局限性斑片状的毛发的脱落，好发于身体任何部位，以头部多见。斑秃患者的头皮可以是正常的，没有鳞屑，其斑秃的区域往往呈圆形、椭圆形，比较规则，可以单发也可以多发。斑秃可以继续发展、融合，整个头发都脱掉叫全秃，甚至进一步发展，眉毛、腋毛、阴毛都脱落，形成普秃。斑秃属于多基因遗传性疾病，父辈有斑秃，孩子不一定会有斑秃，其发病受遗传、情绪的应激反应、内分泌失调和自身免疫等多方面的影响。青壮年因工作、生活的压力，易患斑秃。

③脂溢性脱发：或者称为雄性型脱发，也是最常见的脱发类型，主要症状为脱发同时伴有头屑增多，头皮、头发油腻或焦枯发蓬，是由于皮脂分泌过度，溢阻毛囊所致。脂溢性脱发主要以男性为主，表现为前额的发际与鬓角逐渐上移，前头与顶部的头发日益稀疏甚至完全脱落，只剩下头后部、头两侧一圈稀疏的头发。女性脱发主要在头顶部，头发稀疏，但不会完全成片的脱落。这一类型脱发需要完善检查，如查血清睾酮、激素水平，甚至甲状腺的功能以及全身的情况等，诊断与脱发有无直接关系。

④其他类型脱发：疾病导致的脱发，如肿瘤化疗、红斑狼疮导致的脱发等。此外，真菌感染、营养不良、精神压力过大等因素均会导致脱发的发生。

（2）中医是怎么看待脱发的呢？

中医学认为，发为血之余，有味中药叫"血余炭"，就是头发制成的炭化物，说明发和血之间联系密切。《黄帝内经》有云："肾者，主蛰，封藏之本，精之处也，其华在发，其充在骨。"华有荣华外露之意，发即头发。头发的营养来源于血，但生机根源于肾。因为肾藏精，精能化血，精血旺盛则毛发壮而润泽，所以，肾者其华在发。此外，肝藏血，其疏泄功能对于血液的疏布运行至关重要，因此，脱发主要责之于肝肾精血。

儿童如果头发稀疏萎黄且伴有无齿的现象，多是先天肾气不足的表现。青少年头发枯黄易折，缺乏营养，说明气血不足，这类人通常没有精神，睡眠质量较差，脾胃消化功能也不太好。白发多，一般是由于进入中老年以后肝血不足、肾气虚衰所致，属于正常生理变化。但如果白发过于严重就可能是肝肾久损，气血大虚所致。此外，现代人生活作息不规律、熬夜、压力大等因素均会造成肝肾的亏损，饮食不规律、久坐少动等也会导致气血生成不足、运行不畅，表现出的症状之一就是年纪轻轻就脱了发。

（3）日常应该如何进行调理养护呢？

第一，要做好头皮的清洁以防皮脂溢阻毛囊，洗头的时候注意头皮的清洁而不只是头发的清洗。要学会细心地呵护头发，避免过紧的发型，避免过度地扭曲、揉搓或拉扯头发，尽量减少烫发、染发的次数。积极治疗原发疾病，如头皮细菌、真菌感染等。

第二，平时可以做一些头部按摩以保证头皮血液循环的畅通。头部有许多重要的穴位如百会、神庭、上星、风池等，多梳头、按摩也有助于防脱、固发。

第三，可以适当多吃一些滋养肝肾的食物。一般来讲，黑色的食物入肾，青色的食物入肝。所以适当吃些黑色的食物，像黑豆、黑芝麻、茄子、海参等颜色比较深一点的食物以及绿色蔬菜等。当然，颜色和味道只是根据五行学说进行的粗略归类，其实在食物当中，很多食物都具有补益肝肾的作用，比如枸杞子、桑椹、山药、牛羊肉、韭菜、核桃及豆类等。但是这些食物都不能过量，适当的补充就可以，在选择食物的时候要五味调和，才有利于健康。还要注意，不要饮酒，少摄入咖啡、浓茶等刺激性饮食。

脱发是临床的一个症状表现，是身体对于不良身心状况发出的信号。平时应该多参加体育锻炼，避免熬夜，规律饮食，适当放松，缓解压力，以养成良好的生活习惯。

16 ▶ 睡觉睡到自然醒，数钱手才不抽筋

案例故事

"五一"假期前，小王所在的高中举办了运动会。为了争夺荣誉，小王在班级项目里拼尽全力。比赛结束，假期开始，小王却没法好好享受节日，原本期待很久的攀爬泰山项目完全成为小王的梦魇，肌肉酸痛不说，每每到了洗澡或是睡觉的放松时间，小腿肌肉都抽个不停，非常影响休息。关心孩子的小王妈妈看不得孩子有一点不舒服，来到中医科就诊，了解到小王这种情况并不严重，是青春期孩子身上常见的现象。如果肌肉抽动得比较严重，则可以采用中医针灸治疗加上富含钙元素的饮食补充，注意休息的同时避免强度过高的活动，就会慢慢恢复。

相信大家都有过腿肚子抽筋的经历。伴随阵阵抽动的不适感受，有些家长会安慰孩子说是要长个子了，认为是生长发育的正常表现；也有家长觉得这是缺钙了，营养供应跟不上发育需求，需要加强孩子的饮食营养。应该怎样认识抽搐呢？

抽搐是一种突然、无意识且无节制的肌肉收缩或痉挛，是小儿高热惊厥、癫痫等疾病的常见症状，其他疾病如急性脑病综合征、高血压脑病、甲状腺功能亢进性脑病及酒精戒断等也会伴随抽搐症状。在健康人群中可由于血钙浓度偏低、运动量过大导致的肌肉损伤引发抽搐。

根据疾病发作症状的特点，中医称此病为"瘛疭"。中医学认为抽搐症状的发生与先天因素、外感寒热、饮食及母亲产后失血有关。根据《黄帝内经》中对不同脏腑生理功能的描述，《素问·至真要大论》曰："诸暴强直，皆属于风；诸风掉眩，皆属于肝。"《素问·五脏生成》曰："脾之合肉也，其荣唇也，其主肝也。"《素问·阴阳应象大论》曰："南方生热，热生火，火生苦，苦生心……心主舌……在窍为舌……"中医学认为此病与心、肝、脾三脏密切相关。病机以火热、津亏、血虚而致风动为多，亦与痰湿有关，不同疾病引发的抽搐病机也各有侧重，病位涉及五脏及筋脉。

结合抽搐与风、肝密切相关的特点，除神经肌肉方面确切病变的情况外，出现抽搐，往往是休息不足或心火旺盛耗气伤阴，导致肌肉失于濡养所致。因此在得到很好的休息放松，良好睡眠饮食的基础上，抽搐往往会不药而愈。生活中抽搐的分类和应对措施包括：

（1）生理性因素

患者平时缺乏运动，突然进行剧烈运动，或者是精神受到较大的刺激，会导致肌肉神经兴奋性增加，出现四肢和身体抽搐等症状。此时不用过于担心，也不用采取特殊的治疗，通过休息，或者是调节心情，症状就会有所缓解。如果抽搐比较剧烈，影响日常生活工作，短期的针灸治疗往往能够有效放松紧张的肌肉，改善抽搐情况。长期饮酒或是熬夜困乏导致的紧张焦虑也容易引发抽搐。中医学认为抽搐多与人体阴阳中"阴"不足而产生的"内风"相关，日常生活中尽量避免吸烟、饮酒等助火燥、损伤人体"阴液"的不良习惯，保证充足的休息。睡前适当按摩拉伸、采用音乐放松等方式改善睡眠状态，都有助于局部肌肉缓解疲劳，恢复损伤。

（2）低钙血症

维生素 D 缺乏、甲状腺功能减退等因素会导致血钙浓度下降。当血液中的钙离子下降时，神经肌肉的兴奋性就会增加，进而引起肌肉痉挛，还可伴有手足抽搐、感觉异常等症状。患者可遵医嘱服用碳酸钙、枸橼酸钙、维生素 D 等药物治疗。

（3）神经系统疾病

很多神经系统疾病都会伴有肢体运动症状，比如帕金森病、癫痫等。当癫痫发作时，大脑神经元会出现异常放电现象，使肌

减轻抽筋疼痛

按摩小腿

脚趾向
上用力

肉收缩，进而引发抽搐，可能伴有口吐白沫、两眼上翻等症状。如果遇到意识丧失倒地抽搐的患者，首先应保持冷静，迅速联系急救人员，等待期间可以在患者牙齿间填塞毛巾或者衣物防止舌咬伤，之后口服相应的治疗药物可以有效控制症状。

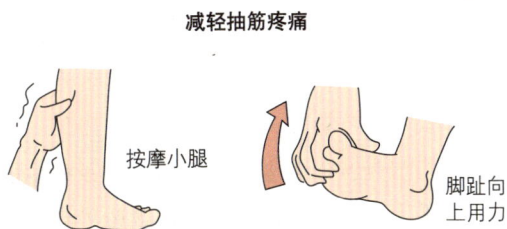

17 "肌"不可失——认识肌少症

马爷爷最近要参加老年中心组织的舞蹈比赛，为了达到完美身材，马爷爷沉迷于各种方法减肥，人瘦下来了，可是却发现容易疲劳了，双腿没劲儿了，甚至经常莫名其妙地摔倒。日常生活中常常会看到中老年人随着年龄的增长日渐消瘦，四肢松软纤细。很多人认为这是一种正常的生理变化，称之为"老来瘦"。老百姓普遍流行着一句话"有钱难买老来瘦"，但是"老来瘦"真的绝对好吗？很多老人因此而刻意控制体重，减少肉鱼虾等蛋白质的摄入，这时候老人有可能在不经意间患上了肌少症。那么什么是肌少症？又该如何预防呢？

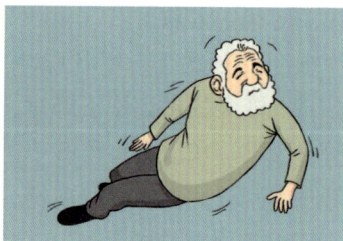

（1）什么是肌少症？

肌少症是肌肉减少症的简称，是一种以肌肉量减少、肌力下降、躯体功能减退为特征的老年综合征。其可导致机体活动能力降低、身体残疾、生活质量下降，起病隐匿，渐进性加重，可增加老年人跌倒、失能和死亡风险，严重损害老年人的生活质量和健康，给医疗及社会造成沉重的负担。

（2）如何自测有没有肌少症？

①用软尺测量小腿肚的周径：男性＜34cm，女性＜33cm。

②握力：男性＜26kg，女性＜18kg。

③6m测试法：以最大能力行走6m所用的平均速度＜1m/s。

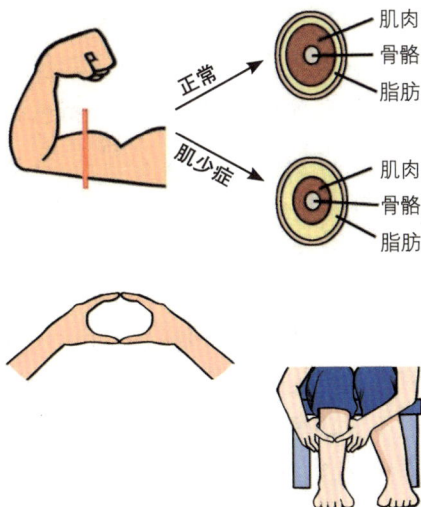

正常

肌少症

肌肉
骨骼
脂肪

肌肉
骨骼
脂肪

通过以上简单的评估，符合条件越多，则发生肌少症的可能性越大。如果没有专业的测量工具，也可以通过小腿肚测量法（指环测试），通过测量小腿围度，判断肌肉情况。具体方法：坐在椅子上，让大腿和小腿成90°，双脚自然放在地面上，用双手的食指和拇指环绕围住小腿最粗的部位，看是否能完全环绕住。无法圈住小腿，说明患肌少症的风险较小；若能环绕住，或还有剩余的空间，说明有患肌少症的风险。

（3）如何预防肌少症？

①改善生活方式。吸烟和长期饮酒会对肌肉造成损伤，因此要减少烟酒的摄入。

②加强营养。合理膳食，每天多种食物种类搭配，同时增加食物中蛋白质的摄入，能够促进肌肉的合成，减少肌肉的消耗。60岁以上老年人，建议每天至少摄入1个鸡蛋、1杯牛奶和适量瘦肉，才能满足机体需要。

③规律运动。运动能显著增加肌肉量和肌肉力量，是最有效、最便捷的保持肌肉方式。尤其是术后患者和老年人，在病情允许的情况

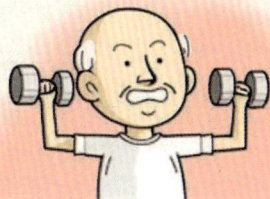

肌少症

下尽可能每天规律运动。理想的运动应至少包括热身、抗阻运动、有氧运动、平衡训练、休息和放松五个步骤。

运动项目可以选择中国特色的传统运动健身方式，如健身舞、太极拳、五禽戏、八段锦等，也可以选择国内外普遍推荐的6分钟走、2分钟高抬腿、骑健身车。如果是与抗阻运动同时进行，建议每次有氧运动的时间为10～20分钟；如果是单独进行有氧运动，时长可延长至30～45分钟，每周至少3次。

运动过程中需要关注自己的身体状况，包括血压、心率、血氧饱和度及疲劳情况等。一旦出现不适，应及时停下休息，监测血压、心率及血氧饱和度等生命体征，根据不良反应的具体情况作出紧急处理，必要时前往医院就诊。

（4）中医如何治疗肌少症？

肌少症属于中医学"痿证"范畴，中医理论认为"治痿独取阳明"，因此着眼脾胃，治取阳明，兼顾肝肾，在痿证的治疗中起着重要作用。食疗推荐茯苓、芡实、陈皮、莲子、山药、薏米、红豆等，药食同源，健脾益气。处方常用四神汤、归脾丸、血府逐瘀汤、补中益气汤、八珍汤等临证加减。外治疗法可以施以经穴推拿、穴位贴敷、艾灸、脐疗等方法，对延缓肌肉退化方面有良好的辅助效果。

二、基于小恙的探病养生

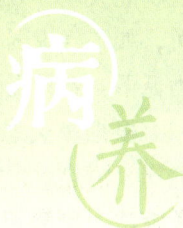

01 "鼻炎"需要治疗么？

案例故事

张女士，32岁，教师，患者半年前无明显诱因出现鼻塞、流涕、打喷嚏等症状，初起时症状较轻，但逐渐加重，尤其在换季时症状明显，影响日常生活和工作。曾自行购买西药治疗，但效果不佳，遂来寻求中医治疗。自述鼻涕多为清稀状，有时伴有头痛、头晕。嗅觉有所减退，咽喉部有不适感。患者既往体健，无重大疾病史，否认过敏史及家族遗传史。神清，精神可，鼻腔黏膜充血水肿，双侧下鼻甲肥大，无脓性分泌物。咽部轻度充血，扁桃体无肿大。舌淡红，苔薄白，脉浮。血常规示白细胞计数正常，淋巴细胞比例稍高。鼻部 CT 示双侧下鼻甲肥大，无其他异常。

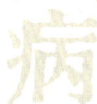

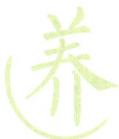

鼻炎，中医称之为"鼻渊"，是鼻部疾病的常见类型，其症状多表现为鼻塞、流涕、打喷嚏等，严重时还会影响嗅觉和呼吸。中医学认为，鼻炎的成因主要包括风邪外袭、脏腑功能失调、正气不足等方面。风邪外袭指外界的风寒、风热等邪气侵袭鼻腔，导致鼻

41

腔功能失调；脏腑功能失调则与肺、脾、肾等脏腑的功能异常有关，如肺气虚弱、脾气不足等；正气不足则是指人体自身的抵抗力低下，容易受到外邪的侵袭。

根据鼻炎患者的具体病情和体质，中医以疏风散寒、宣肺通窍、清热解毒等为主要治法，采用针药结合方式进行治疗。针灸疗法，刺激相关穴位，调和气血，疏通经络，改善鼻腔功能。同时配合符合患者具体病证的相关汤药或中成药，可缓解鼻炎症状。

在中医养护鼻炎的过程中，需要注意以下几点：①误认为鼻炎是小病，不需要治疗：鼻炎虽然常见，但如果不及时治疗，可能引发鼻窦炎、中耳炎等并发症。②避免过度依赖滴鼻剂及滥用抗生素：长期使用滴鼻剂可能导致鼻腔黏膜损伤，甚至引发药物性鼻炎，加重病情。③定期复诊、保持心情舒畅：定期复诊并调整治疗方案，情志因素与疾病的发生和发展密切相关。因此，保持心情舒畅、避免过度焦虑和压力，对于缓解鼻炎症状具有重要意义。

如何预防及养护鼻炎？方法包括：①按摩与导引：通过按摩鼻翼、迎香穴等部位，以及进行简单的导引动作，可以促进鼻腔的血液循环，缓解鼻塞、流涕等症状。②增强体质、饮食调养：合理饮食、规律作息、适度锻炼，可选择具有宣肺通窍、清热解毒功效的食物进行食疗调理，如辛夷花、苍耳子、薄荷等。③调和脏腑功能：肺开窍于鼻，因此养护肺脏对于预防鼻炎至关重要。可以通过食疗、按摩、针灸等方法，调理肺脏功能，稳固肺卫之表。④避免外邪侵袭：保持室内空气流通，避免长时间处于密闭环境；注意个人卫生，勤洗手、勤洗脸；在季节交替时，注意添加衣物，避免受凉。

02 ▶ 咽炎

小明是一名初中生，他最近感到喉咙干燥疼痛，同时伴有咳嗽和咳痰的症状。他去看了医生，经过检查被诊断为急性咽炎。医生建议他多喝水，好好休息，并服用抗炎药物缓解症状。那么咽炎究竟是种什么样的疾病呢？

咽炎是由细菌感染、病毒感染等因素引起的咽部黏膜、黏膜下和淋巴组织炎症的统称，是常见的上呼吸道感染性疾病。咽炎根据病程，可分为急性咽炎和慢性咽炎。急性咽炎患者起病急，表现为咽部干燥、灼热，继而咽痛、吞咽不适，可伴有发热、头痛等全身症状。慢性咽炎患者表现为咽部发痒、干燥、有异物感等症状，病程长。

咽炎在中医属于"喉痹"的范畴，《黄帝内经》多次论述了喉痹，如《素问·阴阳别论》曰："一阴一阳结，谓之喉痹。"咽喉是十二经脉循行交汇之要冲，外邪侵袭、火毒上攻、痰瘀交阻、阴阳气虚，使诸脉失和，继而咽喉痹阻。根据喉痹的病因病机及咽部形态不同，有风热喉痹、风寒喉痹、阴虚喉痹、阳虚喉痹、帘珠喉痹、红喉等不同的病名。咽炎在中医理论中与"火"密不可分，"火"有实火和虚火之分，具体属于哪种证型，还需要根据中医理论的辨证分析来确定。

喉咙痒

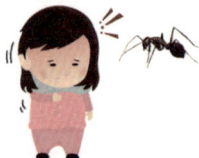

喉咙痒、感觉有蚂蚁在爬，难以忍受

异物感

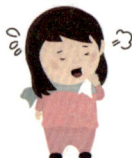

常感觉喉咙有异物感，吞不下吐不出

恶心、呕吐

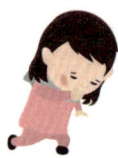

由刺激导致，咽部附有少量黏稠分泌物

喉咙干燥

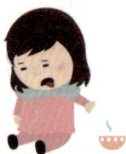

喉咙、口舌干燥，有灼热感，喝水不止渴

咽部红肿充血

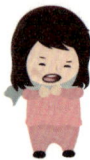

咽部黏膜弥漫性充血、红肿，呈暗红色

干咳咳嗽

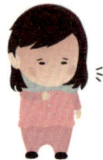

咳痰痰量较少，干咳居多

（1）为什么会得咽炎？

目前，咽炎的发生主要有以下五个方面原因：①病毒或细菌感染：主要通过飞沫或密切接触感染。②不良的生活习惯：长期吸烟、饮酒、吃辛辣食物、熬夜等。③上呼吸道的局部因素：如慢性扁桃体炎、龋齿、鼻窦炎等。④环境影响：周围环境中存在过多灰尘、空气不流通或空气干燥等。⑤全身因素：包括全身各种慢性病，如消化不良、胃食管反流、内分泌紊乱、维生素缺乏及免疫功能低下等疾病。

（2）如何治疗咽炎？

急性咽炎可局部应用具有清洁口腔、杀菌作用的含漱液，中成药含片可酌情选用，也可适当应用口服抗病毒药或抗生素及布洛芬等非甾体抗炎药。除了这些治疗外，还应多休息，多饮水。

慢性咽炎具有易复发和难以根治的特点，是咽部绵延不断的"小火苗"，如何能摆脱慢性咽炎之火呢？需依据中医辨证论治口服中药汤剂，积极治疗鼻炎、气管支气管炎等呼吸道慢性炎症及其他全身性疾病。局部治疗可用复方硼砂溶液、复方氯己定含漱液等含漱，含漱时后仰、张口发"啊"声，使含漱液能清洁咽后壁，也可口服薄荷喉片或金嗓子喉宝、复方草珊瑚含片等中成药含片。平时戒除烟酒等不良嗜好，保持室内空气清新，可用金银花、淡竹叶、连翘、麦冬、薄荷、桔梗等中药代茶饮缓解咽部不适。

对于咽炎，不建议擅自服用药物治疗。当出现嗓子干、痛、痒，咽部异物感等症状时，应去正规医疗机构就诊，根据病情，接受合适的、科学的医学治疗。

（3）远离咽炎，你做到了吗？

远离咽炎要注意以下几个方面。

①要饮食清淡。慢性咽炎患者应保持良好的饮食习惯，主要以清淡为主，凡姜椒芥蒜及一切辛辣刺激的温热食物都会对咽部黏膜造成损伤。在急性期避免进食这类食物，慢性期时应酌情减少吃这类食物，多吃一些含维生素C的果蔬，以及富含胶原蛋白和弹性蛋白的食物，比如猪蹄、鱼、牛奶、豆类、动物肝脏、瘦肉等。

②要远离烟酒。得了慢性咽炎后，患者应做到禁烟禁酒。烟为辛热之魁，酒为湿热之最，吸烟饮酒对咽喉部伤害极大。当慢性咽炎发作时，应戒除烟酒，还要减少说话，避免过度用嗓。

③要注意保暖，防止口鼻疾病的发生。洗澡或洗发后及时擦干身体，吹干头发。冷天早晨出门或骑车要戴上口罩，尽量减少干冷空气对口鼻的刺激。如果家里用暖气取暖，可以用加湿器增加室内的空气湿度，以免吸入干燥的空气，造成咽部的不适。

④要注意卫生。慢性咽炎患者应保持清洁，经常打开窗户通风，保持空气的清新；每天做到早上和晚上各刷一次牙，吃完东西之后，可以用淡盐水漱口，这样可以起到清洁和湿润咽喉的作用，也能预防咽喉部的细菌感染。

⑤要保持心情舒畅。劳逸结合，避免过度疲劳，减轻压力，提高身体抵抗力。

03 秋冬季节打好"保胃战"

秋天来了，天气逐渐转凉，肠胃变得娇贵了起来，很多人会出现腹泻的症状，也就是季节性腹泻。季节性腹泻好发于秋冬两季，而 10 ~ 12 月是流行性高峰，往往发病急、症状重、治愈慢。了解什么是季节性腹泻，才可以打好这场"保胃战"。

季节性腹泻表现主要有排便次数较前增多，便质较稀、不成形，有时还会伴有腹痛，排便次数较多时甚至还会出现虚脱的症状。

（1）季节性腹泻的原因

①环境因素：夏秋交换之季，天气变化不定，昼夜温差较大，增添衣物不及时、不注意保暖就会导致腹部受凉，胃肠道发生痉挛导致腹泻。

②细菌、病毒感染：细菌性腹泻主要在夏季高发，病毒性腹泻在秋冬季节高发。沙门细菌、金黄色葡萄球菌等在秋冬季节繁殖快，诸如病毒在秋冬季节传播能力强且环境抵抗力低、感染剂量低、潜伏期短，易在人群较为密集的地方如学校、医院、车站等造成集中发病。

③饮食不健康：虽然秋冬季节天气变凉，但还是有人喜欢大量进食生冷食物，此时的肠胃"内忧外患"，很容易出现腹泻。同时，秋季天气变凉，很多人有"贴秋膘"的习惯，大量的肥甘厚味也会导致脾胃不堪重负，引发腹泻。

④心情因素：由于工作压力、求职不顺、年底"冲业绩"等不同原因，加之萧瑟落寞的秋景，很容易引发"秋悲"，这种心

理因素很容易通过大脑对消化道产生影响，紧张、焦虑等情绪变化都会导致腹泻的发生。

（2）预防措施

①法于自然之道：顺应自然规律的发展变化，起居顺应四时的变化。秋三月，应早睡早起，保持意志安定，使精神内守，不急不躁；冬三月，应早睡晚起，等到太阳出来再起床，避开寒凉保持温暖，不能让腠理开张出汗而频繁耗伤阳气，秋冬应顺应收藏之气以养阴。

②调节精神情志：保持心情愉悦、心志安宁，调整自己的心情，不生气、不要有过大的压力，不使思想有过重的负担，学会释放自己，保持不急不躁。

③注意卫生：正确洗手，餐前便后都用"七步洗手法"配合洗手液、肥皂等清洁手部卫生。同时不饮用生水，不吃不卫生的食物。

④避免进食寒凉：少喝冷饮，少吃海鲜、凉菜、冰激凌等食物，从冰箱拿出来的食物，应加热或放置常温后再进食。

04 季节性皮肤瘙痒——随"季"应变

问：最早感知秋天到来的是什么？

大部分人的回答可能是：降温、落叶或是秋风。但有这么一群人，一觉起来脸颊发烫，皮肤红肿瘙痒脱皮起疹子，鼻塞流涕还狂打喷嚏……

说到这儿，又有很多人要抢答了：这是过敏啊！过敏其实是一种全身性疾病，只是人们的症状表现在不同的部位，靶器官在哪，症状就表现在哪。比如出现在皮肤的，就表现出皮肤瘙痒起疹子；出现在鼻子的，就是打喷嚏流鼻涕；出现在呼吸道，就表现出咳嗽咳痰；出现在消化道，可能就是拉肚子……而最常见的症状之一就是换季引起的皮肤瘙痒。

人的身体健康与自然环境有密切关系，自然界的各种因素均对人体产生直接或间接的影响，如气候、地理环境等。比如秋冬换季期间，气温忽高忽低，身体基于环境的自我调节与气候波动的节奏失衡了，当然人体自身都有完善的自愈系统，对于失衡的调节总在不断地趋于恢复平衡。但本身皮肤屏障就比较脆弱敏感的人群在这样的情况下，都会对外界任意的一些小变化引起身体的刺激性反应，外在表现就是季节性皮肤瘙痒。这是由于在换季期间，敏感人群的免疫系统过于紧张，在抵御外来有害物质的同时，也会伤害到正常的身体组织，表现出皮肤发痒、脱皮、起小红疙瘩，或者激发过敏性鼻炎、结膜炎等，难以忍受。

那么，面对气候变化，应该怎么随"季"应变呢？一般来说，如果在春季出现脸部皮肤过敏的情况，大多数是与花粉、灰尘有关。因此，在外出的时候，一定要做好防护，比如戴口罩，并且尽量不去花粉比较多的地方。另外，建议查清楚自身皮肤的过敏原，之后能更有针对性地避开皮肤过敏。毕竟，预防远远要好过于治疗。秋冬季节，大多数的皮肤瘙痒都和皮肤干燥有关，所以做好皮肤保湿可以缓解皮肤瘙痒，日常使用具有保湿作用的护肤品，多涂抹润肤剂。有些患者皮肤瘙痒比较强烈，甚至出现破损、渗液，应尽快于专科就诊，控制皮肤炎症，缓解瘙痒。在用药方面，中药、西药有很多可选择，西药一般是使用抗组胺类药物，中医方面除了内服中药还可以选择炉甘石洗剂、皮肤康洗液等敷洗，还有含薄荷脑成分的止痒药。具体要根据过敏类型和个人体质耐受情况进行选择。此外，还要避免各种外界刺激，抓挠或烫洗等，以免加重病情。

同时，还要调整生活方式。现在人们工作生活节奏紧张混乱，这也是体质发生改变的原因之一。对于敏感体质人群，充足的睡眠是提高机体免疫力、抗病能力的最好方式之一。此外，饮食上也要尽量清淡，动物性饮食要减少。日常生活中，注意身体保暖，避免洗冷水澡、淋雨，避免过度疲劳或熬夜，保持心情愉快。还可以通过跑步、爬山等运动增强体质，提高免疫力。无论是对症治疗还是用激素，都不如增强体质并远离过敏原来的有用。

05 不可言说的痛——痛经

案例故事

　　洋洋一大早走进办公室就捂着肚子，愁眉苦脸的，同事见状都问她怎么了，她轻声说到："大姨妈来了，难受！"说着就从抽屉里拿出一粒止痛片，吞了下去……
更有报道，一女生因痛经发作，在未吃早饭的情况下服用了止痛药，而后突然晕倒，被送到医院急诊，很多女孩子正经历着这样的痛苦。

　　痛经是最常见的妇科疾病之一，它是指行经前后或月经期出现下腹部疼痛、坠胀，伴有腰酸或其他不适，严重者可伴恶心呕吐、冷汗淋漓、手足厥冷，甚至昏厥。很多女性都有过痛经的体验，只是在程度上有所不同。

　　有关痛经的记载，最早见于汉代《金匮要略·妇人杂病脉证并治》曰："带下，经水不利，少腹满痛，经一月再见。"中医学认为，痛经的主要病机为冲任、胞宫气血

痛经是一种什么体验?

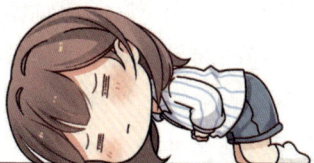

阻滞，"不通则痛"；或冲任胞宫失于濡养，"不荣则痛"。现代女性喜欢冷饮的生活方式、不甚保暖的穿搭偏好、忙碌高压的工作环境与痛经的多发有很大关系，比如酷爱食用寒凉性食物及冰冻食品，夏季全天只待在空调屋，热衷于吊带、露脐、低腰、露背装，工作压力大，多思多虑等。这种痛经多是寒湿凝滞、气滞血瘀、经行不畅，导致"不通则痛"，青春期中比较多见，并且在刚来月经的一两天内，疼痛会更剧烈。

建议患有痛经的女性，不要滥用止痛药、消炎药、偏方等尝试性治疗，而是应该到正规医院专科门诊就诊，确定自己痛经的原因，在医生指导下用药，针对病因进行专业治疗。

当然，女生通过日常生活的调理，也可减轻痛经的发生次数和症状，可注意以下几点：

①在经前适当喝少量红糖水、陈皮红枣水、萝卜水以活血行气止痛。

②经期保暖，避免受寒及经期感冒。

③经期禁食冷饮及寒凉食物。经期禁游泳、盆浴、冷水浴。

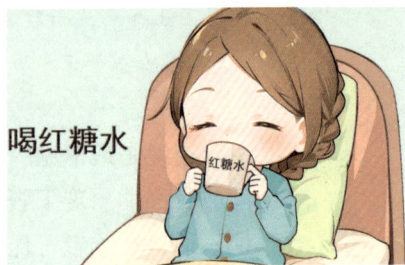

喝红糖水

④保持阴道清洁，经期卫生。

⑤调畅情志，保持精神舒畅，消除恐惧心理。

⑥注意休息，避免剧烈运动。

⑦中医理疗：经前可按摩三阴交、子宫、血海三处穴位，以按压处有酸、麻、胀的感觉即可，具有疏肝健脾益肾、活血通络之效。经前期坚持按揉可预防痛经。

艾灸天枢穴、神阙穴，能温中、散寒、止痛，改善盆腔充血和便秘，调畅冲任。天枢穴在腹部平脐，距脐中2寸，左右各1

穴。神阙穴即肚脐眼。

⑧积极正确地检查和治疗妇科病，月经期应尽量避免做不必要的妇科检查及各种手术，防止细菌上行感染。患有妇科疾病，要积极治疗，以祛除引起痛经的隐患。

总之，缓解痛经，不是一朝一夕就能解决的，需要女性自身心理、生理上的相互协调，以及在医生的指导下共同完成。如果不重视痛经，忽视调理，就有可能引起盆腔炎、不孕症、子宫腺肌病等疾病，对女性造成一生的困扰。

06 姨妈期前的无名怒火，这些经前期综合征的症状你中了几个？

案例故事

刘先生带着女朋友张女士来看中医，说最近动不动就惹女朋友生气。每个月大姨妈来之前的几天，张女士的脾气特别大，还伴随着失眠、乳房胀痛、面部痤疮等症状。医生告诉刘先生，张女士的症状属于经前期综合征，可以采用中药、针灸等方式对症治疗。

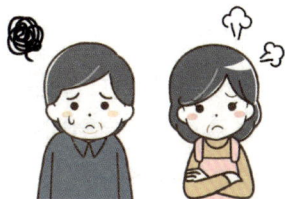

养

上述故事中的张女士便是有经前期综合征。经前期综合征指妇女在月经前期出现生理、精神及行为方面改变，主要表现有烦躁易怒、失眠、紧张、抑郁、焦虑及头痛、乳房胀痛、颜面浮肿等一系列症状，严重者可影响生活和工作，月经来潮后症状即自然消失。现代医学对经前期综合征的发病机制目前尚无标准化定论，可能与相关的神经递质失调有关。在治疗方面，现代医学只是通过对症治疗，如使用抗焦虑药物、溴隐亭、雌激素等，但都存在效果一般、副作用强的缺点。

大姨妈来了还念什么书！　　大姨妈来了还上什么课！

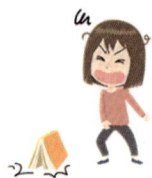

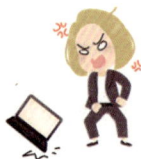

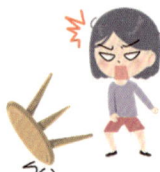

大姨妈来了还上什么班！　　大姨妈来了还约什么会！

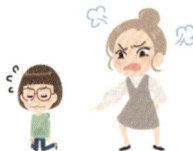

大姨妈时的我，一直很暴躁……

中医将其统称为"月经前后诸证"，《金匮要略·妇人杂病脉证并治》曰："妇人脏躁，喜悲伤欲哭，象如神灵所作。"月经的来潮是女性生理周期中的一个重要环节。在中医的角度，它被视为身体内部多种因素协同作用的结果。这一过程涉及肾气的充盈、天癸的产生、冲任二脉的调节，以及气血的滋养。而经前期综合征的发生与肝、脾、肾三脏有密切关系，其中尤以肝为重要。若肝疏泄太过，肝脏气机不和，表现为头痛，急躁易怒，情绪波动较平常严重；肝疏泄不及，则情绪抑郁不畅，甚则悲伤哭泣、乳房胸胁胀痛等。

在日常生活中，要注意清淡饮食，摄入足够的维生素；在经前期尤其要避免熬夜，保持规律作息；适当进行运动，如瑜伽、慢跑等；避免咖啡因的摄入；严重者，可寻求治疗。

在治疗方面，主要是中药及中成药口服疗法，另有周期疗法、针灸推拿疗法、耳穴贴压疗法、穴位埋线疗法及综合疗法等。以脏腑功能平衡，阴阳气血互济为治则，补肾、健脾、疏肝、调理气血为治法。在平时，应该辨证施治，以求治本；经前及经期还需随证加减，控制症状。如若有经前乳房胀痛，或见小腹胸胁胀痛，以及抑郁不乐，烦躁易怒，经后症状消失的，可选用柴胡疏肝丸；如若有经前面目四肢浮肿，或泄泻，胃口差，腹部胀痛，或者腰膝酸软，身倦畏寒的，可选用肾气丸、苓桂术甘汤；如若有经前潮热盗汗，头晕目眩，腰膝酸软或乳房胀痛，或口腔溃疡，手足心发热，或便秘便血，口燥咽干的，可选用一贯煎、知柏地黄丸；如若有经前心悸失眠，神疲乏力，多思善虑，面色萎黄，胃口差的，可选用归脾汤。以上均需在医生指导下用药，不可自行服药。

大多数育龄妇女在经前都有一种或多种情绪或身体症状，症状轻微，但 5%～8% 的患者有中度至重度症状。在经前期综合征来临之时，要保持乐观，自信地面对不适症状，不可太过紧张。

三、中医是慢郎中吗？基于急重症的探病养生

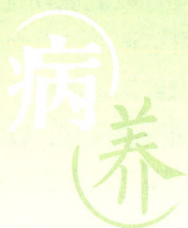

01 "疼疼疼，伤不起"之急性腰扭伤

案例故事

　　王师傅经营了一家水果店，平时进货、卸货都是亲力亲为。但最近顾客们纷纷好奇怎么不见王师傅的身影。原来，前几天在卸货时王师傅一个不小心"闪"到了腰，疼得厉害，回家让妻子贴了膏药并躺了三天，奈何就是不见好，随即去了医院。初步检查后，针灸科医生诊断为"急性腰扭伤"，并告诉王师傅：中医治疗急性腰扭伤的方法之一就是针灸，可以立即缓解急性腰扭伤所致的腰痛。在留针期间，患者需要逐步舒展腰部肌肉，能起到立竿见影的效果。

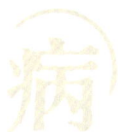

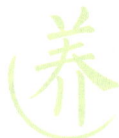

　　急性腰扭伤是指腰部肌肉、筋膜、韧带等软组织因外力作用突然受到过度牵拉而引起的急性损伤，常因搬抬重物、剧烈活动引起，俗称"闪腰"。

　　其常见类型包括腰肌损伤、棘上或棘间韧带损伤、腰椎小关节紊乱、腰骶关节损伤、腰椎压缩性骨折。

　　急性腰扭伤的处理要点如下：

　　（1）急性期绝对卧床（硬板床为宜）休息 3～5 天。

（2）"先冷后热"。急性扭伤后冷敷可减轻疼痛，使毛细血管收缩，减少肌肉筋膜组织出血，48 小时后改为热敷，促进瘀血的吸收和血液循环。注意冷敷时间控制在 15 分钟左右，间隔 2 ～ 3 小时重复一次。每 2 小时热敷 10 ～ 15 分钟，以增加局部血流。

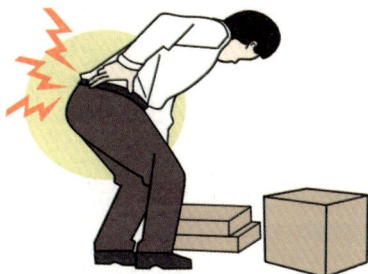

（3）药物治疗包括消炎镇痛药、肌肉松弛剂（肌安松 4mg）、维生素及能量药物（维生素 B_1、维生素 E、三磷酸腺苷）等。

（4）局部封闭。止痛效果立竿见影，但务必分清是浅位疼痛还是深位疼痛，区别对待，封闭药物为 1% 普鲁卡因及醋酸泼尼松。

（5）切忌盲目按摩推拿。急性期不建议推拿按摩，针灸治疗也是选用远端穴位，局部可以贴敷治疗。缓解期可以进行腰部局部选穴治疗效果更佳。

（6）当出现腰痛伴有臀部或下肢疼痛、麻木、无力，甚至大小便障碍等压迫神经的症状或腰痛不愈，持续 1 周以上未缓解或习惯性"闪腰"，已影响正常生活时需要及时到正规医院就诊。

中医针灸推拿治疗急性腰扭伤疗效确切。病在脊柱两侧者属足太阳经病证，其主要表现为一侧腰痛，俯仰、转侧不利。检查时可在腰椎横突间或腰椎外侧骶棘肌处有明显压痛，局部肌肉紧张僵硬。病在脊柱正中者属督脉病证，其主要表现为腰椎棘突间疼痛，患者俯仰不利，坐卧、活动均受限。检查时可在棘间韧带处有压痛。

中医治疗的核心是急性期远端取穴，慢性期可以局部取穴。主穴包括后溪、阿是穴、委中、腰痛点、肾俞。此外，归属足太阳经病证者配以昆仑、养老，归属督脉病证者配以水沟、印堂。

附穴位定位图：

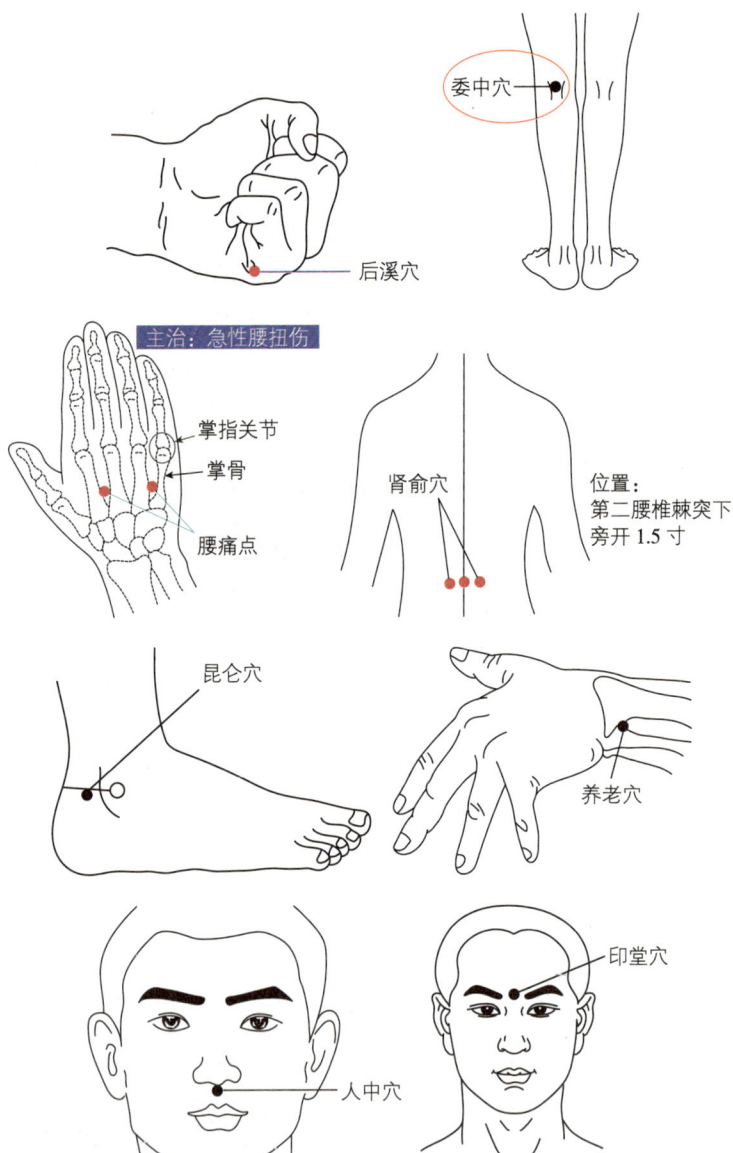

委中穴

后溪穴

主治：急性腰扭伤

掌指关节
掌骨
腰痛点

肾俞穴

位置：
第二腰椎棘突下
旁开 1.5 寸

昆仑穴

养老穴

人中穴

印堂穴

预防急性腰扭伤包括：劳动前做好准备工作，如适当活动腰背部、避免不合理姿势等；掌握体育锻炼中的要领，切勿因不当操作而引起损伤；动作要量力而行；注意腰部保护如佩戴护具等；加强腰背部肌群力量训练如小燕飞、平板支撑等。

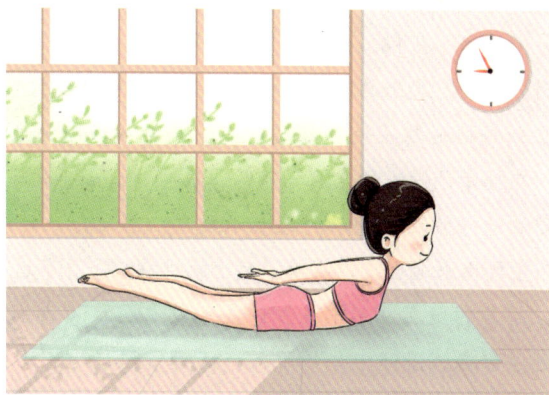

小燕飞动作示意图

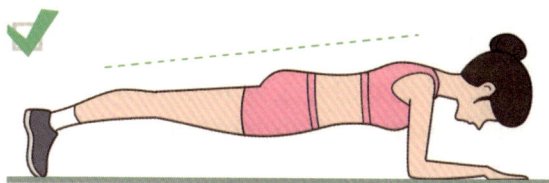

平板支撑动作示意图

案例故事

02 中西医结合也可以治疗急腹症?

小李最近在职场上取得了不小的成就,升职又加薪,心情大好。为了庆祝,他邀请了几位好友晚上一起享受烧烤和啤酒。然而,欢乐的时光被突如其来的剧烈腹痛打断,朋友们立刻将他送往医院。经过检查,小李被诊断为急性胰腺炎。在接受了西医的常规治疗后,医生建议小李尝试中西医结合的治疗方法。小李对此表示疑惑,因为在他的认知中,中药主要用来调理慢性疾病,对于急性病似乎并不适用。

小李的疑惑并不罕见,许多人对中医的认识还停留在"慢郎中"的阶段,认为中医只适用于长期调理,而忽略了中医在急性疾病治疗中的独特优势。

早在1982年世界卫生组织就将中西医结合治疗急腹症确认为中国五项世界领先的医学项目之一。中医在急腹症治疗中,特别是在急性胰腺炎等急腹症的治疗上,有着显著的疗效。

(1)治疗急腹症的中医策略

中医治疗急腹症的特点在于辨证施治,根据疾病发展的不同阶段采取不同的治疗策略。

①疼痛期:在急腹症的疼痛期,中医常用针灸等手段来缓解疼痛,同时完善相关辅助检查,为进一步治疗提供依据。

②梗阻性急腹症:对于梗阻性的急腹症,中医经典方剂如承气汤等,有着良好的疗效。

③急性反应期:中医会运用通里攻下的方法,以清除腹胀和

阻止肠源性感染的进一步发展。

④感染期：中医会使用清热解毒和活血化瘀的药物来控制腹腔感染，并促进渗出物的吸收。

⑤恢复期：中医侧重于补气养阴、健脾和胃的药物，以促进胃肠功能及免疫功能的恢复。

（2）现代中西医结合实践

现代中西医结合治疗急腹症，如急性胰腺炎，通常会根据患者的具体情况，采取个性化的治疗方案。在某些情况下，如弥漫性腹膜炎或胃肠道穿孔等严重症状，患者需要在医生指导下服用中药汤剂，并可能需要手术引流等治疗手段。

小李在了解中医在急性胰腺炎治疗中的作用后，决定接受中西医结合治疗。通过个性化的治疗方案，小李的病情得到了有效控制，并逐渐恢复了健康。小李的故事再次证明了中西医结合在治疗急性疾病中的巨大潜力和实际效果，值得更广泛的认识和应用。只有接受正确的中西医结合治疗，才有利于急腹症患者恢复，缩短患者住院时间，使患者获益。

03 浅谈中医药与传染病的防治

传染病作为全球性的健康威胁，始终是医学界关注的重点。中医药以其独特的理论体系和实践经验，在预防和治疗传染病方面，比如应对类似新型冠状病毒（COVID-19）等传染展现出显著的优势。

在中医学中，传染病被视为"瘟疫"或"戾气"，具有强烈的传染性和流行性。中医学认为，这类疾病多由外界邪气侵袭人体所致，治疗上强调"祛邪外出"，同时注重保护脾胃，增强正气。

（1）中医药预防传染病的策略

①治未病：中医药倡导"治未病"的理念，即在疾病未发生前就进行预防。《备急千金要方》中提到"上医医未病之病"，强调通过日常生活中的调养来增强体魄，提高抵抗力。

②增强免疫力：中医药通过多种方法增强人体免疫力，如练习八段锦、艾灸等，调节机体状态，提高抵御病毒的能力。

（2）中医药治疗传染病的方法

①辨证施治：中医药治疗传染病遵循辨证施治原则，根据患者的具体症状和体质，选用相应的中药方剂进行治疗。

②经典方剂的应用：在国家卫生健康委员会发布的新冠病毒感染相关诊疗方案中，推荐的中成药如金花清感颗粒、连花清瘟胶囊等，均源自中医经典方剂的加减，具有清瘟解毒、宣肺泄热的效果。

③急救技术：中医药在传染病的急救方面也具有行之有效的特色方剂和针灸治疗方法，辨证施治的原则和多靶点干预的特点，在急性传染病治疗中发挥了重要作用。在新冠疫情期间，中医药的参与就是一个例证。中医药不仅在轻症患者的治疗中降低了向重症转化的概率，改善了轻型和普通型新冠肺炎病毒感染的临床预后，降低死亡率，而且在疾病前期的预防方面也起到了重要作用。国家对中医药的发展给予了高度重视，通过建设国家重点实验室、国家临床医学研究中心等，加强了中医药的科研创新能力。

中医药在预防和治疗传染病方面具有不可替代的作用。通过增强免疫力、辨证施治以及经典方剂的应用，中医药不仅能够有效应对当前的传染病挑战，更为未来可能出现的新疫情提供了宝贵的治疗思路和方法。

04 换季就过敏？拯救你脆弱的皮肤

好不容易熬过了寒风刺骨的冬天，迎来了万物复苏的春天；熬过了烈日炎炎的夏天，迎来了秋高气爽的秋天。春秋两季本是外出郊游、旅行、拍照的季节，可是有些人却在这美好的季节出现皮肤灼热、刺痛、瘙痒及紧绷感。

（1）什么是换季过敏？

换季过敏是指每逢季节改变、温度骤变或湿热潮湿的时候，许多人会发生皮肤过敏的现象。这种现象多发于春秋两季，春天空气中弥漫的花粉和细菌孢子等过敏原相对较多，而秋天狂风席卷，天气干燥，皮肤相对敏感的人群在这两个季节就容易出现过敏现象。

（2）哪些人容易过敏？

据《中国敏感性皮肤诊治专家共识》统计，敏感性皮肤女性发病率普遍高于男性，亚洲女性为40%～55.98%，我国女性约为36.1%。敏感性皮肤原因复杂，个体因素主要包括遗传、年龄、性别、激素水平和精神因素等。除此之外，季节变化、温度改变、过多暴露于阳光之下、接触过敏原、护肤品选择不当等也是造成皮肤过敏的原因。

中医学认为过敏与体质密不可分，过敏体质与过敏疾病的发生存在着不可忽视的关系，其形成又与先天禀赋不足、后天营养失调和气候环境恶化有关。《黄帝内经》有云："正气存内，邪不可干，邪之所凑，其气必虚。"过敏体质的人群多是本虚标实，阴阳失衡，而易受外界影响。平时邪气潜伏于体内并未发作，一旦遇见诱因如季节交替、温度变化过快时，皮肤原本的保护功能受损，引起感觉神经传入信号增加，导致皮肤对外界刺激的反应性增强，正邪交争引发皮肤免疫炎症反应，就会出现皮肤灼热、刺痛、瘙痒及紧绷感，更有甚者会出现痤疮、湿疹。

（3）怎么样预防季节过敏呢？

①避免接触过敏原。《孙子兵法》有云："知己知彼，百战不殆。"预防季节过敏首先要保护好自己脆弱的皮肤。敏感性皮肤人群应该减少接触花粉、动物毛发、柳絮、螨虫等过敏原。换季时期要着重注意皮肤的日常护理，春天的花粉、秋天的雾霾都是引起皮肤过敏的"凶手"。外出时要戴上口罩，回家后及时清理皮肤，避免过敏原在肌肤停留过久。

②中医药治疗。中医药治疗分为内治法和外治法。王琦院士认为过敏性体质的调理须贯穿此类疾病防治的始终，以无柄灵芝、乌梅、制何首乌、蝉蜕四味药合用的基础方，用于调理过敏性体质，能有效预防过敏性疾病并防止复发。外治法应以扶正为主，常取背俞、任脉、原穴、督脉、曲池、足三里等穴且多配用灸法。

③合理护肤。重建"千疮百孔"的皮肤屏障是预防季节过敏的重要法宝。合理的护肤需要遵循温和清洁、舒缓保湿、严格防晒的原则。护肤品宜选择安全性好的医用护肤品，根据季节变换选用适宜的医用护肤品，禁止使用祛角质产品，多用温水洗脸，避免化妆品的滥用。

④保持身心健康。健康规律的生活习惯是应对一切疾病的第一步。进食辛辣食物、酗酒、抽烟、熬夜、情绪波动都会导致皮肤屏障受损。预防季节性过敏应该做到合理搭配膳食、适当体育锻炼、保持心情愉悦，这样才可以彻底告别季节过敏。

05 湿疹：不仅仅是皮肤问题

湿疹，一种让人耳熟能详的皮肤病，以其顽固的瘙痒和反复的皮疹让人苦恼不已。但湿疹真的只是皮肤问题吗？湿疹是一种常见的皮肤疾病，其主要症状包括皮疹、瘙痒，严重时还可能有液体渗出。这些症状虽然表现在皮肤表面，但其病因却远比想象的复杂。现代医学认为湿疹的形成是多方面的，涉及遗传、环境、心理和免疫等多个因素。外在因素如居住环境、饮食习惯、气候变化等都可能成为诱发湿疹的导火索。而内在因素，如个人的精神情绪波动，甚至一些内科疾病，都与湿疹的发生有着千丝万缕的联系。

中医学将湿疹归类为"湿疮""奶癣""浸淫疮"，认为其虽病在皮肤，却与内脏功能紧密相关。《黄帝内经》中提到"诸痛疮痒，皆属于心""诸湿肿满，皆属于脾"，这表明心脏和脾脏在湿疹的发病机制中扮演着重要角色。中医学认为湿疹属于本虚标实的病证，其根本原因在于先天禀赋不足或脏腑功能失调，加上外界风、湿、热等邪气侵袭肌肤，内外因素相互作用，导致湿疹的发生。

中医学中湿疹证型见下表。

湿疹分型

证型	皮肤症状	伴随症状
湿热蕴脾	瘙痒剧烈，常有灼热感，易溃破渗液	心烦口干，大便干燥，小便短赤等，舌多红，苔薄白或黄
脾虚湿蕴	丘疹、糜烂渗液、鳞屑	腹胀纳差、大便溏薄等脾虚表现，舌淡胖，苔白腻

续表

证型	皮肤症状	伴随症状
血虚风燥	反复发作，皮损常肥厚粗糙，呈苔藓样变	舌多淡，苔白
肝郁气滞	多见于中年女性，因情绪变化诱发或加重湿疹，导致情绪郁结，皮损增生肥厚，鳞屑较多，尤以双手明显	舌暗红，苔白

中医通常采用内外结合治疗，内服药物一般为清热祛湿凉血药，如黄芩、苦参、防风、虎杖、穿心莲等，配合艾灸振奋督脉、膀胱经的阳气，驱邪外出，同时选取曲池、合谷、大椎等清热的穴位刺络出血，缓解皮肤瘙痒。也可选取复方苦参止痒软膏、青鹏软膏涂抹患处，效果更佳。

在日常生活中应该注意什么？

①饮食：尽量选择清淡、易消化的食物，避免摄入刺激性发物如酒、辛辣食物、鱼虾海鲜。

②洗澡：尽量采用温水淋浴为主，不要搓洗，洗澡时间不宜过久，避免汗蒸。

③穿衣：尽量选择宽松柔软的纯棉衣物。

④护理：虽然湿疹和"湿"有关，但是还要避免皮肤过于干燥，在洗澡后要及时涂抹一些保湿霜来保护"脆弱"的皮肤。

另外也要保持健康规律的饮食和生活习惯，少熬夜、多锻炼、多晒太阳，保持心情愉悦，避免焦虑。同时切勿相信"土方法"，有人寻求偏方止痒，搓盐、醋洗、大蒜擦等，这些方式万万不要！还要忍住少抓，小心越抓越重。湿疹虽是皮肤之疾，但其病因却根植于体内。通过中西医结合的治疗方法，不仅能够缓解症状，更能深入调整身体状态，从根本上改善湿疹。

06 带状疱疹——缠腰火丹好痛苦，中医调护来帮忙

案例故事

　　最近中西医结合科来了一位特殊的患者，和往常不紧不慢开方子调理身体的其他患者不同，小李来寻求帮助的时候面容痛苦，神色憔悴。经过仔细询问，小李是得了带状疱疹，也就是"缠腰火丹"，经过皮肤科抗病毒及激素治疗，水疱基本已经结痂了。但由于疱疹病毒引起的后遗神经痛，让小李苦不堪言，每天茶饭不思，寝食难安。皮肤科的住院医生推荐来中医科，看看能不能有什么好办法。掀开身上的短袖一看，绿豆大小的干瘪水疱密密麻麻地排列在小李的左肋上。

　　小李所患的疾病叫作带状疱疹，是由水痘－带状疱疹病毒引起的主要以皮肤损害以及疼痛表现困扰患者的常见疾病。带状疱疹与自身免疫状态息息相关，儿童和老人等免疫力低下群体是该病的好发人群。相比同患带状疱疹的青壮年，免疫力较弱的人群往往临床症状更严重，治疗周期也往往更久。

　　中医学总结带状疱疹发病的临床特点为带、单、疱、痛。带状疱疹发病时，皮损多沿单侧呈带状分布，皮损形式多是内容物清亮透明的水疱，并伴有针刺、刀割样的剧烈疼痛，被形象地称呼为"缠腰火丹"。中医学认为带状疱疹发病主要与"不通则痛"和"不荣则痛"相关，多因肝郁气滞、湿热内扰、气血亏虚或阴虚火旺导致。临床上应用泻火解毒、理气活血、通络止痛的方剂内服或外用清热凉血药液擦洗均有不错的疗效。

怎么样针药并用，中西医结合治疗呢？

（1）急性发作期

①刺络放血：在脓疱期，先抽出大疱中的脓液，然后沿神经走行进行放血，以活血行气、化瘀止痛。

②中药外敷：使用如青黄散等中药外敷，清热止痛，促进疱疹干涸结痂。

③止痛药物：在中医治疗的同时，可配合适当的止痛药物，以快速控制症状。

（2）神经痛治疗

①益气养血活血：中医药从益气养血活血的方向治疗，使用如益气活血汤等方剂，可明显缩短神经痛的疼痛时间。

②穴位埋线及特殊针刺：通过穴位埋线和特殊针刺方法，通行气血，通经止痛。

③温针灸：联合龙胆泻肝汤，减轻后遗神经痛患者的疼痛感，并改善睡眠。

（3）中西医结合

①抗病毒治疗：在抗病毒治疗的同时，根据患者皮损发展的不同时期，采用早期清热，后期化瘀的序贯疗法。必要时可使用止痛药物及激素治疗。

②耳穴压丸：联合耳穴压丸，更好地缩短神经痛的时间及减轻疾病严重程度。

（4）日常生活中如何预防调护呢？

①规律作息，精神内守，病安从来：常做运动，有利于增强体质。平时丰富饮食中蛋白质的摄入，可以增强抵抗力，使病毒无可乘之机，保持良好的睡眠和卫生习惯也可以远离病毒袭体的烦恼。

②接种疫苗，正气存内，邪不可干：50岁以上成年人接种带状疱疹疫苗，可有效降低患带状疱疹的概率，更能显著降低出

现带状疱疹后遗神经痛的风险。

07 粉刺性乳痈——脾气急、压力大？小心乳房长"粉刺"！

案例故事

张女士今年33岁，博士毕业的她，刚工作才几年。受疫情影响，岗位上的工作压力大了不少，事业繁忙疏于照料身体，下班洗澡的时候发现乳晕部出现肿块，轻轻一按还有点疼。"可能是最近没有勤换内衣感染了吧，等忙完这一阵去医院看看"，张女士想到。接下来的几天里，张女士发现乳头总是有很多粉渣样的液体分泌，内衣上也沾有很多淡黄色的油脂样分泌物，乳晕部的小肿块比起前些天大了不少，这才赶忙放下手中工作，来到中医科寻求帮助。

中医科大夫仔细查体，结合乳腺超声检查之后，诊断张女士是患了粉刺性乳痈。由于就医及时，尚未形成复杂性瘘管，病变程度较为轻浅。考虑张女士是长期工作压力大，精神紧张、情志不舒，近期又疏于勤换内衣物，给了细菌滋生繁衍的机会。再加上外卖饮食油腻辛辣，消化不佳，内蕴火热。肝气不舒使得乳头分泌不畅，最终气血瘀滞、局结成块，发为此病。辨证论治后，给张女士准备了外敷的药膏和疏肝清热为法的中药，并嘱托张女士等乳头下肿块成脓后，再来科室切开引流出脓液就会痊愈了。

粉刺性乳痈是发生于非哺乳期和非妊娠期妇女的慢性化脓性乳腺疾病，男性亦可发病，以乳头凹陷或溢液，化脓溃破后脓液中夹有粉刺样物质为常见症状。此病易反复发作，形成瘘管，经久难愈。

中医学认为，乳头属肝，乳房属胃，粉刺性乳痈的发生与肝气郁结、胃热上扰有关。肝气郁结可导致乳腺导管堵塞，胃热上扰使脂质分泌物积聚，引发炎症。通过合理的生活调理和中药治疗，可有效预防和缓解病情。

（1）乳痈的中医治疗

①清热解毒。对于乳痈急性期，中医强调清热解毒的治疗原则。根据患者体质的不同，选择适宜的药物和剂量。体质强健患者：可使用大剂量清热解毒药物，如金银花、连翘、野菊花等，以强化清热解毒的力量。体虚患者：应配合使用黄芪等益气托毒药物，以扶正固本，增强机体抵抗力。

②外用引流。对于已经成脓的乳痈，必须进行切开引流，以排出脓液，减轻炎症。中医药在外用引流方面也有独特优势。中药引流条具有良好拖脓外出的辅助功能，能够促进脓液排出，减少炎症反应，加速病情恢复。

（2）预防调护

①保持乳房清洁：注意乳房卫生，避免乳腺导管堵塞。

②合理哺乳：哺乳期妇女应确保正确的哺乳姿势，避免乳腺堵塞。

③饮食调理：保持饮食均衡，避免过于油腻的食物，减少胃热的产生，可以适量食用山楂、白萝卜等药食同源的食物，有助于疏肝解郁，和胃降逆。

④生活习惯：选择穿着舒适透气的全棉内衣，避免对乳房的过度冲击或暴力按摩。

⑤情绪管理：保持良好的情绪，减轻心理压力，有助于肝气的顺畅。

⑥哺乳期回乳消胀：哺乳期乳汁多的妇女，可通过饮用麦芽茶来帮助回乳消胀。

乳痈虽然治疗周期较长，但通过中医药辨证施治和合理的生活调理，可以有效控制病情，减少复发。

08 难治性幽门螺杆菌相关性胃病

幽门螺杆菌（Hp）与慢性胃炎、消化性溃疡、胃黏膜相关淋巴组织淋巴瘤的发生密切相关，Hp 在我国非贲门型胃癌、贲门型胃癌中的人群归因危险度百分比分别为 78.5% 和 62.1%，是胃癌最主要的可控因素。而根除 Hp 是改善临床症状、降低胃癌发生风险的关键。临床实践中随着 Hp 对于克拉霉素、左氧氟沙星、甲硝唑耐药率逐年升高，Hp 根除失败成为困扰临床医师的重要难题。

（1）难治性 Hp 感染的定义是什么？

《第六次全国幽门螺杆菌感染处理共识报告》中明确了难治性 Hp 感染的定义：连续规范的不同药物组合方案根除治疗 ≥ 2 次仍未成功，定义为难治性 Hp 感染。患者比例至少在 5% ~ 10%。

（2）Hp 根除失败原因分析

Hp 根除失败的原因较多，可归纳为三个方面。

①菌株因素。Hp 菌株耐药是导致难治性 Hp 感染的主要原因，包括原发耐药和多次使用抗生素继发耐药。克拉霉素、左氧氟沙星和甲硝唑临床上较易获得，但普遍耐药，四环素和呋喃唑酮敏感有效，不良反应较多，不能广泛使用。此外 Hp 定植深度、生物膜形成、球形变也与 Hp 菌株耐药性密切相关。

②宿主因素。CYP2C19 基因多态性可影响原子泵抑制剂（PPI）的代谢，胃内 pH 值升高不够，抗生素杀菌作用减弱；青霉素等药物过敏或不耐受，导致阿莫西林使用受限；患者依从性

差，存在随意停药、间断治疗、随意减少剂量等情况，不仅会导致治疗失败，还易导致 Hp 耐药，使后续根除的成功率降低。

③医生因素。临床医生实施的根除治疗虽然按照推荐的方案进行，但并未遵循方案选择原则，比如选用高耐药抗生素组合的铋剂四联；补救治疗重复原方案等现象。

（3）Hp 根除治疗失败后，如何启动再次治疗？

① 14 天四联疗法根除 Hp 后，复查仍为阳性该怎么办？补救措施有哪些？

再次治疗前要对患者进行个体化评估，主要评估内容涉及 5 个方面：是否存在慢性萎缩性胃炎、肠化、不典型增生；是否存在耐药、依从性差、不良生活习惯等影响治疗效果的因素；是否存在 Hp 抗衡因素，如高龄、严重躯体疾病等；是否存在青霉素过敏；是否存在既往治疗方案、治疗时机不恰当的情况。

② Hp 根除失败后治疗方案。

一是选择 2 种低耐药抗生素组合的方案。重视阿莫西林应用，如选用阿莫西林 + 呋喃唑酮、四环素 + 呋喃唑酮、阿莫西林 + 四环素。

二是适当增加抗生素剂量。阿莫西林 2g/d 增至 3g/d 可提高根除率。未应用过高剂量（1.6g/d）甲硝唑者，阿莫西林 + 甲硝唑（高剂量）和四环素 + 甲硝唑（高剂量）组合方案能获得高根除率。

三是对曾经用过阿莫西林、呋喃唑酮、四环素仍然失败者，于治疗之前推荐做药敏试验来指导选择敏感抗生素。

四是重视原子泵抑制剂（PPI）选择。《2022 年中国幽门螺杆菌感染治疗指南》建议根除失败患者检测细胞色素 P450 酶 2C19 基因，对于快代谢型患者，增加 PPI 的给药频次和剂量，克服 CYP2C19 基因多态性的影响，或者选择受肝药酶基因多态性影响较小的第二代药物如雷贝拉唑、艾司奥美拉唑。此外，还可以考虑选用钾离子竞争性酸阻滞剂（P-CAB）替代质子泵抑制剂，其起效速度快，作用强，能迅速提高胃内 pH 值、半衰期长、抑酸功效持久，且不受进食影响、不受基因多态性的影响，同时提高了夜间酸抑制效果等优势。

五是若首次和第二次根治方案选择过含铋的三联或者四联方案，再次治疗时可选择高剂量二联方案。阿莫西林（ ≥ 3.0g/d，如 1.0g/ 次、3 次 /d 或 0.75g/ 次、4 次 /d）联合质子泵抑制剂，如艾司奥美拉唑或雷贝拉唑（双倍标准剂量、2 次 /d 或标准剂量、4 次 /d），治疗 14 天。

③其他策略的应用。

改善服药依从性。嘱咐患者规律服药，质子泵抑制剂和铋剂在早晚餐前 0.5 ～ 1 小时服药，抗菌药物在餐后 0.5 小时内服药，若遗漏服药 1 次，可延长服药 1 次，并避免多次遗漏；告知患者继续治疗的获益大于风险，不可轻易停止用药；宣传避免家庭内传播相关知识，推荐分餐制，增强使用公筷、公勺意识，减少家庭外就餐。

④启动再次治疗的时间间隔。

根除治疗失败后，细菌可处于球形变，呈不活跃状态，再次治疗会降低根除效果，因此，对于治疗失败者，可考虑停药 3 ～ 6 个月，使细菌恢复原来的活跃状态，能够提高再次治疗根除率。

09 眩晕

某日，赵婆婆在家突觉眼前天旋地转，走路也变得不稳，遂在家人陪同下去医院就诊。病发突然，家人们都很着急，平时老太太身体健康，没什么问题，这是咋回事啊？而医院在询问病史和简单体格检查后，开了 CT 单和核磁检查单，家属不明白，都是看脑子的，怎么开这么多啊？有没有简单点的方法啊？

眩晕指人主观感觉自身或外界物体呈旋转感，或呈升降、直线运动，或有倾斜、头重脚轻感；部分患者缺乏自身或外界物体旋转感，仅表现为头重脚轻，步态不稳。眩晕实际上是一种运动性幻觉，是对自身平衡觉和空间位象觉的自我体会错误。眩晕病因复杂，分为前庭系统性（中枢性、周围性）和非前庭系统性（眼源性、本体感觉性、全身疾病性和颈源性），涉及儿科、神经内科、骨科、精神心理科等多种病种。中医在治疗眩晕方面有着独特的见解和方法。

因眩晕去医院就诊时，医生会判断患者是否存在意识障碍、复视、视野缺损或模糊、眼球运动异常、言语障碍、吞咽困难、饮水呛咳、偏身感觉障碍、偏侧或四肢无力、严重意识障碍，以上神经系统症状存在任何一项，都认为是中枢性病变导致，此时需要及时行 CT 或 MRI 检查，CT 检查有无出血，MRI 检查有无梗阻。

（1）自我判断

普通人突发眩晕时可先进行简单的判断，就诊时有针对性地描述，可以帮助医生快速做出判断。

①突然感到天旋地转，出现站立和行走困难，并且有恶心呕吐、出冷汗、面色苍白、想上厕所等症状时，多考虑与耳部疾病相关，常会伴有耳部症状，如耳鸣、耳闷胀感等。部分眩晕与头位或体位变化有关，如起床、翻身、低头、仰头时明显，大多与耳石症有关，上述情况建议耳鼻喉科就诊。日常生活中注意休息，减少熬夜；饮食上减少盐分摄入，避免咖啡因、巧克力、烟草和酒精类制品的摄入；控制情绪，保持良好心态，尽量遵循科学健康的生活方式。

②眩晕发作时，想想自己有无颈椎病病史。颈椎病伴发的眩晕多为颈椎部位血管受压导致，眩晕表现为旋转感、摇摆感、不稳感，与头颈体位变化密切相关，多在回头转颈、起床卧床、伸屈颈部时明显，短则数秒，长则整天甚至数天。一旦出现眩晕恶心，伴有颈部疼痛、颈肌紧张，压痛，考虑颈椎病引起的眩晕，建议及时诊治。

③眩晕发作时，伴有视物模糊，不伴视物旋转，表现为头晕头胀，严重时伴有裹布感，走路感觉轻飘飘，以上症状多提示高血压导致眩晕。及时坐下或躺下休息，自测血压，平复心情，血压控制在正常范围，眩晕即可得到缓解。

④长时间进行体力劳动，或者精神高度紧张也会出现头晕目眩的情况。如果没有其他不适情况，建议适当休息，缓解症状，日常生活保证充足的睡眠时间和休息时间。

（2）中医对眩晕的治疗

中医学认为眩晕与肝阳上亢、气血不足、痰湿内阻等有关。治疗时采用辨证施治原则，包括以下几种方法。

①针灸治疗：针灸是中医治疗眩晕的有效手段，特别是对于

急性发作期的眩晕。

②放血治疗：对于肝阳上亢引起的眩晕，放血治疗可以快速缓解症状。

③中药治疗：中医根据眩晕的不同类型，选用相应的中药方剂，如天麻钩藤饮、半夏白术天麻汤等。

（3）家庭自我照护

①监测血压。定期监测血压，注意血压的波动。

②颈椎保护。避免长时间保持一个姿势，定期做颈椎操。

③耳朵护理。避免耳朵受到强烈刺激，如高分贝音乐。

④休息与放松。保证充足的休息，避免过度劳累。

⑤饮食调理。饮食均衡，避免过于油腻或辛辣的食物。

案例中赵婆婆的眩晕可能由多种因素引起，医院就诊首先要完善相关检查来排除可能比较严重的病因。中医提供了一种从整体出发的预防和治疗方法。在家庭中，通过自我照护和简单的中医方法，可以有效缓解眩晕症状。然而，若眩晕症状频繁或严重，应该及时就医，以排除潜在的严重疾病。

10 化疗后血小板、白细胞降低，中西医如何处理？

案例故事

　　李老爷子自从因为肿瘤开始放化疗，白细胞和血小板就一直往下降。咨询主治医师，才知道是化疗导致了骨髓抑制，骨髓被抑制后，就不会以正常的速率产生人体所需的血细胞，在血常规中就会看到全血细胞减少，所以有些患者不仅血小板减少，还可能有白细胞减少、血红蛋白减少。

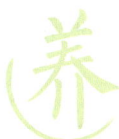

医生还跟李老爷子解释，化疗的 15 天后，如果血常规中的血细胞还是低于正常水平，那就说明出现了较长的骨髓抑制期，应该及时就医。血小板很低，可以注射血小板生成素，服用艾曲波帕；白细胞或粒细胞低，可以使用升白针（重组人粒细胞刺激因子）；血红蛋白及红细胞低，可以输血治疗。当出现放化疗的全血细胞减少，要积极治疗，结合患者实际情况来看，血小板能保持在 50 以上稳定不掉是比较理想的。

（1）化疗后血小板、白细胞减少是一种什么病呢？

化疗后血液毒性亦称为化疗后骨髓抑制，包括肿瘤化疗相关贫血（CRA）、化疗所致中性粒细胞减少（CIN）和化疗所致血小板减少（CIT）。

人体造血系统，主要就是骨髓，由骨髓内的干细胞成熟分化后，形成了全血细胞，游离在我们的血液系统中。白细胞的半衰期为 6～8 小时，血小板（PLT）的半衰期为 5～7 天，红细胞的半衰期约为 120 天。红细胞的半衰期较长，受化疗的影响较小，通常下降不明显。因此主要探讨中性粒细胞减少症（CIN）和血小板减少症（CIT）。

骨髓抑制性化疗最严重的血液学毒性是 CIN。当外周血中性粒细胞绝对计数（ANC）低于 $2.0 \times 10^9/L$，就可诊断 CIN。CIN 可能导致患者化疗药物剂量减少或治疗延迟，从而降低临床疗效；甚至继发严重感染等并发症，导致死亡。

CIT 也是化疗常见的血液学毒性反应之一，主要指抗肿瘤化疗药物对骨髓巨核细胞产生抑制作用，导致外周血中血小板计数（PLT）$< 100 \times 10^9/L$，进而增加出血风险、延长住院时间、增加医疗费用，严重时甚至会导致死亡。CIT 可导致化疗剂量强度降低、时间推迟，甚至治疗终止，从而影响抗肿瘤效果，对患者的长期生存产生不利影响。许多常见的抗肿瘤药物都会引起 CIT，

化疗药如吉西他滨、铂类、蒽环类、紫杉类，靶向药物如阿帕替尼等，在使用时应当关注患者的血小板变化。

（2）中医治疗 CIN 和 CIT 有什么好办法？

中医药作为我国肿瘤治疗中的特色，可保护骨髓造血功能，有效地提升白细胞和血小板水平，对于防治化疗后白细胞和血小板减少症具有重要的现实意义。从临床数据来看，中医药提前干预要比没有中医药干预的患者，接受化疗的效果要好。中医通过调理肝、肾、脾，达到阴阳平衡后，可以让骨髓内环境有了加速造血的条件，也可以在后面代替激素来刺激骨髓造血，还可以减少激素带来的副作用。

化疗药物具有明确的不良反应，可归于中医药的"药毒"范围，故化疗引起的相关疾病也可纳入"药毒病"范畴。轻度 CIT 患者可无症状。中度或病程较长的患者主要临床症状为神疲乏力、面色萎黄、头晕耳鸣、四肢酸软、潮热盗汗、纳呆便溏等，此时病情较缓，属于中医学之"虚劳"范畴。重度 CIT 患者可出现皮肤散在出血点或鼻衄、齿衄，甚至引起尿血、视网膜出血、颅内及消化道自发出血，临床属危急重症，出血量大时可危及生命，此紧急情况属中医学之"血证""肌衄""紫斑""葡萄疫"等范畴。

根据化疗药物常见的不良反应，可为其进行寒热定性。化疗药物为攻伐之品，大多数化疗药物具有火毒之性，如临床常见的吉西他滨、培美曲塞、伊立替康等均属于燥热药，化疗后易见口干、手足皲裂、腹泻等症状，热药既伤阴又伤阳，易导致血小板、白细胞、血红蛋白等血象下降。也有部分化疗药属于寒凉药，具有寒毒之性，如紫杉醇、卡培他滨、替吉奥等，化疗后易出现关节疼痛、手足寒冷麻木等症状。无论是"热毒"还是"寒毒"，均易伤阴耗气，对脏腑、阴阳、气血、津液均有损伤，进而先后天之源枯竭而出现脾胃虚弱、气血损伤、热毒伤阴等证候。作者基于中医理论，结合临床观察和文献分析，以整体观念和辨证论治为指导，将 CIT 的基本中医病机特点概括为脾肾亏虚、火盛血瘀，以"虚""火""瘀"为主要病理产物，其中"脾肾亏虚"为致病之本，"火盛血瘀"为致病之标。

针灸治疗化疗后白细胞减少症的机制在于促进骨髓细胞向外周血中释放、延长白细胞寿命、通过提高血清集落刺激因子的活性，促使造血干/祖细胞尽快增殖、减轻造血干/祖细胞受化疗药物的损伤。治疗时的穴位主要以气海、关元、足三里等补益穴为主。

艾灸法也有应用。由于化疗后白细胞减少症多为虚证，故多使用艾灸补法。选取穴位亦以足三里、脾俞、膈俞等强壮保健穴为主。其中隔姜灸、隔附子饼灸、大灸疗法可以加强艾灸的补益作用，在临床治疗中较为常用。

中医学"整体观"及"辨证论治"理念对于化疗后骨髓抑制，尤其在化疗相关血小板减少及其不良反应的疗效方面凸显优势，拥有广阔的应用前景。中医药联合化疗可提升血小板，减轻出血等症状，减少西药带来的不良反应，同时对化疗起到增效减毒的作用。临证中大多数 CIN 和 CIT 患者常见正虚邪实诸证并现的特点，但由于恶性肿瘤患者发病年龄不同，体质强弱有异，病程长短有别，临证时需抓住虚损为本、火热为标、瘀血为变之纲要，治疗时就能化繁为简。

11 紫癜没那么简单

在秋冬两季，部分大人和小朋友小腿外侧会出现一些红色瘀点瘀斑，从最开始的"星星点点"，放置不理后逐渐发展为"密密麻麻"，同时也可能出现呕吐、腹泻等症状，这就是过敏性紫癜。

（1）什么是过敏性紫癜？

过敏性紫癜又称出血性毛细血管中毒症、自限性急性出血症，是一种常见的侵犯皮肤和其他器官细小动脉和毛细血管的过敏性血管炎。过敏性紫癜是由于患者皮肤过敏，导致皮肤、黏膜出现瘀点瘀斑，还可有关节肿痛、腹痛、便血、血尿和蛋白尿等症状。成人、儿童均可发病，但是好发于学龄前和学龄期儿童，5～14岁居多，四季均可发病，秋、冬季节发病率高。

中医学认为过敏性紫癜病因可以分为两类：①外感风、湿、热等邪气。《简明医彀·癜风》有云："紫癜风者，多在四肢……此为风热壅结而然。"风为本病的先导，而一些中医学者认为花粉、尘螨及真菌孢子等亦具有风邪致病的特性。在临床上询问患者以后，都会发现他们因为接触这类物质而引发了紫癜。②内伤多因于脾肾亏虚及内伤瘀血。《温病条辨》中提到"小儿稚阳未充，稚阴未长者也"，小儿脏腑发育不全，脾气亏虚，气不摄血，导致血外溢皮肤表面形成斑点斑块。

根据中医由表及里的推导演化过程，过敏性紫癜进一步发展会累及人体其他系统。如果出现了腹痛、呕吐、便血，会累及消化道，更有甚者可能会发生肠套叠、肠梗阻、肠穿孔；如果患儿出现关节及其周围皮肤肿胀，可能是累及关节；还有患者在发生

肚子疼

紫癜2～4周后会累及泌尿系统，出现肉眼血尿，重症患者可出现肾功能衰竭，影响预后。

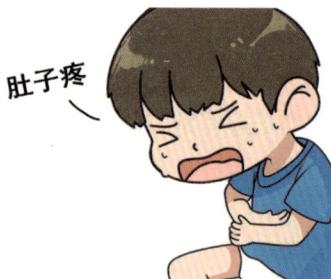

（2）得了过敏性紫癜可以用些什么药？

①内服药物。中医药指导原则以内服药物为主，如花生衣、

仙鹤草、藕节炭等，具有很好的益气止血效果。

②药物特点如下。

花生衣：含有丰富的营养成分，并有补血、止血、升血小板的功效。当自身免疫力低下的血液病患者出现贫血、出血或是血小板数值低下的情况，长期服用花生衣可以起到辅助治疗的作用。

仙鹤草：性味甘、平，作用是收敛止血，同时还能解毒，治疗由血热引起的过敏性紫癜有很好的作用。

藕节炭：味甘、涩，归肝、肺、胃经，除了收敛止血外，藕节炭中的单宁酸具有使血管收缩的作用，可以用来止血和凉血，并且藕节炭有特殊的香气，具有一定的健脾作用。

（3）家庭照护

①增强体质。加强体育锻炼，提高身体抵抗力，预防细菌或病毒感染。

②避免过敏原。远离已知过敏原，做好个人防护，如戴口罩。

③饮食调整。饮食清淡，多食富含维生素 C 的水果和蔬菜，减少高蛋白食物和辛辣刺激食品的摄入。

④环境卫生。保持室内清洁，多开窗通风，减少过敏风险。

⑤观察症状。如出现腹泻、便血，可能累及消化道；如出现关节疼痛，可能累及关节，应及时就医。

过敏性紫癜虽然病程较长，但通过中医的益气止血药物和适当的家庭照护，可以有效控制症状，促进康复。在治疗过程中，患者应积极配合医师的指导，定期复诊，避免诱发或加重因素，提高生活质量。

12 黄疸"急"么?

　　黄叔叔,45 岁,自述近一周来,身体逐渐发黄,伴有身热不退,口渴喜饮,但饮水不多,口苦咽干,食欲减退,小便短赤,大便秘结,每日一行,量少质硬。自觉症状逐渐加重,遂来就诊。一周前无明显诱因出现皮肤及巩膜发黄,初起时黄色较淡,逐渐加深至鲜明如橘色。患者既往体健,无重大疾病史,否认肝炎、肝硬化等肝病史。家族中无类似疾病史。神清,精神稍差,皮肤及巩膜明显黄染,肝区叩击痛阴性,腹部平坦,无压痛及反跳痛,双下肢无水肿。舌质红,苔黄腻,脉弦数。肝功能检查示胆红素升高,转氨酶升高。尿常规示尿胆红素阳性。

　　黄疸是血中胆红素浓度升高,使巩膜、皮肤、黏膜及其他组织和体液发生黄染的现象,是多种疾病的外在表现。中医学认为黄疸主要由湿邪引起,治疗原则是化湿邪、利小便。按照中医理论,黄叔叔这是典型的肝胆湿热所致"阳黄",治疗时应清热解毒,疏肝保肝,健脾祛湿退黄。而"阴黄"可见于寒湿阻遏及脾虚血亏证型,治疗时应注意温中化湿、健脾温中、补养气血。如果出现黄疸急性发作,主要是因为湿热毒邪比较严重,第一时间应送医院急诊治疗,并佐以清热、凉血、解毒治疗。

　　(1)黄疸的中医分类及治疗原则

　　黄疸是否"急",需要根据具体类型来判定。从中医角度而言,黄疸分为"阳黄""阴黄"和"急黄"三种类型。

①阳黄

病因：湿热所致。

症状：起病急，黄色鲜明，伴有身热、口干苦等。

治疗：清热解毒，疏肝保肝，健脾祛湿退黄。

②阴黄

病因：寒湿所致。

症状：起病缓，黄色晦暗，伴有畏寒神疲等。

治疗：温中化湿，健脾温中，补养气血。

③急黄

病因：湿热疫毒。

症状：苔黄腻，高热，腹胀，神昏谵语等。

治疗：紧急送医，清热、凉血、解毒。

（2）中医药的优势

①辨证施治：根据患者具体症状和体质，个性化治疗。

②整体调理：不仅针对黄疸，同时也调理脾胃，增强机体抵抗力。

③减少复发：通过调整生活方式和饮食习惯，减少黄疸复发。

（3）中医药治疗黄疸的代表药物

茵栀黄口服液功效用法如下。

成分：含有茵陈、栀子、黄芩等药材，具有清热解毒、疏肝解郁的作用。

适用：主要用于治疗阳黄，特别是肝胆湿热型黄疸。

用法：按照医嘱，定时服用，一般疗程为 7 ~ 14 天。

（4）家庭照护与生活方式调整

①饮食调整：清淡饮食，避免油腻、生冷食物。

②戒烟戒酒：烟草和酒精可加重肝脏负担。

③充足睡眠：保证良好的睡眠质量，避免熬夜。

④心情舒畅：保持情绪稳定，避免过度焦虑或压力。

总的来说，黄疸是否"急"取决于其类型。如果出现黄疸症状，建议及时前往医院进行相关的检查，明确病因后进行治疗。如果是由于传染性疾病引起的黄疸，在未完全治愈前，仍需注意隔离，以免传染他人；如因慢性疾病引起的黄疸，要积极治疗原发病。在服用药物的过程中，需戒烟戒酒，调整饮食结构，以清淡为主，避免食用过多油腻、生冷的食物，还应保证充足的睡眠，保持心情舒畅，避免过度劳累以及熬夜。中医通过辨证施治，提供个性化的治疗方案。中医药在治疗黄疸方面具有独特的优势，例如疏肝利胆，利湿退黄等中药方剂和茵栀黄口服液等药物的应用，能够有效缓解症状。同时，患者应积极配合医生治疗，并调整生活方式，以促进康复。

13 ▶ 腰腿疼痛，中医能治好吗？

案例故事

66 岁的周阿姨腰腿疼痛、麻木已经十多年。一开始，经过保守治疗，症状还有所缓解，随着症状逐渐加重，保守治疗的效果也越来越差。在小区遛弯时，走上百十米就感到腰痛加重，右下肢酸胀、沉重，得赶紧休息一会儿才行。周阿姨来到医院，经过系统检查，被确诊为腰椎滑脱伴腰椎管狭窄症。随后，骨伤科专家为周阿姨实施了"椎间孔镜下椎管扩大减压椎体间植骨融合内固定术"。术后，周阿姨下肢抽搐、麻木及间歇性跛行等不适症状消失，术后一周，康复出院。

养

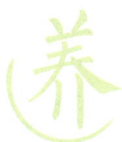

中老年人经常出现腰腿疼，大多数人都会认为是腰肌劳损，或是腰椎间盘突出。但到医院就诊，经过拍片检查以后被诊断为"腰椎滑脱"。他们常一脸茫然："啥是腰椎滑脱？严重吗？"

正常人的腰椎排列整齐，而腰椎滑脱症就是腰椎之间的相互错位引起疼痛等一系列不适表现，是脊柱专科常见疾病。腰椎滑脱是由于先天性发育不良、创伤、劳损等原因，造成相邻椎体骨性连接异常而发生的上位椎体与下位椎体部分或全部滑移。

该疾病除了会出现反复慢性下腰痛外，部分患者还会出现臀部、大腿后侧放射痛，严重者可出现坐骨神经痛、间歇性跛行等症状，严重影响生活质量。在卧床休息后，不适症状可减轻或消失，但劳累、站立、弯腰时，可能导致症状加重。

腰椎滑脱症是一组复合的综合征，由于目前一般体检的局限性，许多患者在初诊时难以鉴别诊断，一些患者是否需要手术治疗也有很多不明之处。诊断腰椎滑脱，主要依靠腰椎 X 线片，根据病情需要，有时还需完善腰椎 CT、核磁共振等检查。

对于早期、轻度的腰椎滑脱，需注意卧床休息、避免弯腰搬抬重物等容易加重腰椎负荷的活动，定期复查腰椎 X 线片。症状明显者，可进行中药熏蒸、针灸、中医定向透药、小针刀、银质针导热仪治疗等中医特色治疗，以改善症状。

如果保守治疗无效，腰椎滑脱进行性加重，或者滑脱致椎管狭窄、神经受压严重的患者需要尽早手术治疗。合理的手术治疗能够有效解除神经组织和血管所受到的压迫，比较常用的手术方式就是神经根减压术和椎板切除术。

中医治疗腰椎管狭窄的经验主要采用针灸、推拿、药物等方法。针灸治疗可以刺激特定的穴位，调节人体内部的能量流动，促进血液循环，缓解疼痛。推拿治疗是通过推拿人体的经络和肌肉，帮助舒缓僵硬的肌肉，改善腰椎管狭窄带来的不适。药物治疗是通过服用中药来缓解疼痛，改善血液循环，促进身体康复。

很多人认为，腰椎滑脱是因为脊椎的位置不正了，所以要通过牵引或者按摩的方式将错位的骨头给它复位回去，其实这是不对的。因为腰椎滑脱本身就是一种椎体和椎体之间不稳定的状态，这时候做牵引和按摩可能会加重这种不稳定的情况，实际上是加重了病情。

腰椎滑脱采取治疗的方法是一个方面，同时日常的锻炼也是很重要的，功能锻炼是防治腰椎滑脱症特别是退行性滑脱的一个重要手段和有效因素。目前认为适合有效的功能锻炼可通过生物力学的原理来解释。保守治疗的疗效近年来逐步提高，综合各家报道，其有效率在 78% ~ 92%，这就证明了保守治疗的作用。推荐几种关于腰椎滑脱的保守治疗方法如下：

1 加强腰背肌肉功能锻炼

腰背肌肉的强劲可增加腰椎的稳定性，拮抗腰椎滑脱的趋势。腰背肌肉的锻炼可用下列两种方法。其一是俯卧位，两上肢呈外展状、抬头、抬胸、上肢离开床面，同时双下肢亦伸直向后抬起呈飞燕状。其二是仰卧位，两膝屈曲，双足踩于床面，吸气时挺胸挺腰，使臀部离开床面，呼气复原。

2 减轻体重

尤其是减少腹部脂肪堆积。体重过重增加了腰椎的负担及劳损，特别是腹部脂肪堆积，增加了腰椎在骶骨上向前滑脱的趋势。

3 限制活动

减少腰部过度旋转、蹲起等活动，减少腰部过度负重。这样可减少腰椎小关节的过度劳损、退变，在一定程度上避免退行性腰椎滑脱的发生。

目前关于非手术治疗本病获效的机理研究还很少见，今后应建立系统、完整的活体模型及加强生物力学、解剖学等方面的基础研究，找出合理、完善的治疗方法和理论依据，避免临床上低水平的重复。所以，如何在掌握一般诊断技术的基础上，摸索、研究出更好的鉴别诊断与治疗方法及治疗的适应证等问题，是今后腰椎滑脱症非手术治疗临床研究的一个重要课题。

如果您和家人有腰椎滑脱问题，首先要就诊完善检查，确定严重程度，明确是否需要手术治疗。中医治疗需要建立在明确诊断和完善检查的基础上，选择专业的正骨和按摩机构。该类疾病没有检查清楚，不要盲目按摩，会导致症状加重。

14 妙用中医药方法预防和治疗尿路结石

案例故事

某年夏秋之交，张先生骑车出门游玩。当时天气很热，出汗多，喝水少，又喝了很多白酒。回家后，突发左小腹疼痛难忍，又无确切压痛点，坐卧不宁，且小腹憋胀，欲尿又不畅通，肛门也有下坠感，几个小时也不缓解。就诊后医生给予山莨菪碱（654-2）两支，肌内注射，1小时后，疼痛缓解。张先生怀疑输尿管里长石头了。第二天B超检查，发现左肾有积水，未见结石。张先生仍有疼痛，开始服中药，到第四天时，称小肚子有气在滚动，揪痛的感觉舒畅开来，矢气通畅，小便也明显增多。再续服两剂，感觉小便时有东西尿出来了。后来在第二年又发作一次，服了七八剂中药，自此以后未再发作。

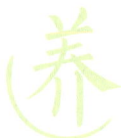

尿石，即尿路结石，是西医病名，又称尿石症，是泌尿系统各部位结石病的总称，包括肾与输尿管的上尿路结石和膀胱与尿道的下尿路结石，是泌尿系统的常见病和多发病，人群发病率约为 1‰。

人体中某些物质成分由于不能继续分解被人体所吸收，导致从体液中析出，形成晶体颗粒，称其为结石。人们喝水的时候，水中含有钙等元素，摄入多余的钙主要通过尿路排泄，当有不爱多喝水的习惯或尿路有慢性炎症存在时，就犹如下水道的水少了或水管不光滑了一样，无机盐就会慢慢地沉积，结石就发生了。可以说，从微观上讲，每个人都有结石，只不过当结石很小很小时都会被排出去罢了，没有对肾、输尿管或膀胱造成刺激，当然也就没有所谓的结石病了。对尿路结石的治疗，也有个认识和提高的过程。

人体的泌尿系统是由肾脏、输尿管、膀胱、尿道组成。上尿路结石可以发生于一侧，也可以双侧同时或先后发生。结石可以是单个，也可以是多个。尿路结石的大小差别很大，大者直径达 5～6cm，小者可如细沙。

结石发病男性多于女性，男女发病率约为 3∶1。男性高发年龄是 20～50 岁，女性高发年龄是 30 岁左右和 55 岁绝经以后两个阶段。南方地区发病率高于北方地区，复发率高。

尿石形成后，可引起尿路梗阻，继而损伤肾脏功能。尿石症可合并感染，加重对肾脏的损害，甚至可发生败血症。结石的长期存在还可诱发鳞状上皮癌。

（1）不良生活饮食习惯会诱发尿路结石

目前认为，尿石症的发病与遗传、营养和气候都有密切联系，尤其夏天人们出汗增多，假如补充水分不够，尿量减少，尿液浓缩，加之食用蔬菜、水果较多（因绝大多数蔬菜水果草酸含量高，是形成草酸结石的"原料"），成为结石症高发的季节，应重点加以预防。以下是诱发尿石症常见的不良生活饮食习惯。

一是平时饮水量不够。喝水太少是导致尿路结石发生的主要诱因。现代社会背景下，由于工作繁忙和生活节奏快，一些人常常工作起来就忘了喝水，或工作虽不繁忙但没有养成饮水的习惯，或者劳累、炎热汗多不及时补充水分。因饮水量不足，会导致尿液浓缩，尿液浓缩后，尿中的结晶盐就会在肾或膀胱沉积下来形成结晶体，日积月累就形成结石。此外，长期饮用硬水或高钙水的习惯，使尿中含钙量增高而容易形成结石。

二是饮食结构不合理。长期食用高蛋白、高糖、高嘌呤、高钙饮食的习惯，往往容易导致尿路结石的形成。经常大量食用高纤维食物者，容易患上膀胱结石。经常食用乳制品会增加人体对钙的吸收，经常食用肉类制品会使尿中尿酸增多，大量食用菠菜可增加尿中草酸浓度，这些因素都有诱发结石形成的可能。

三是不及时治疗疾病。甲状旁腺功能亢进、肾小管酸中毒、皮质醇增多症、前列腺增生症、反复尿路感染等疾病，如果不及时治疗，都有可能成为尿路结石形成的诱因。

四是使用药物不规范。不按医生嘱咐，过多或经常服用维生素 D、维生素 C、皮质激素、磺胺、阿司匹林、乙酰唑胺等药物，往往诱发尿路结石形成。

（2）中医药治疗尿石症有妙招

我国中医治疗尿石症已有数千年历史。中医强调辨证分期，治疗尿石症要根据病程的各个阶段、结石大小、形状部位、结石在输尿管内粘连嵌顿以及肉芽组织包埋等情况，辨证与辨病相结合，才能提高排石率。针对夏季尿石症患者增多的现状，中医治疗尿石症必须选对适应证，如结石较大或有明显炎症、粘连、肉芽组织包裹者，最好选用其他排石方法，否则中药不仅难以奏效，反而会加重肾积水，危害肾功能。一般认为，中药排石的适应证为：结石直径小于 1.0cm，并与肾盂肾盏无粘连；泌尿道无明显畸形、狭窄和感染；无严重肾积水。结石成分为草酸钙、磷酸钙等，中医治疗有助于调整体内环境，减少结石形成。

古人讲结石的形成就犹如壶中之垢，相火煎熬肾水而成，但对急性发作治疗指导作用不大。古人发生结石病，在肚腹腰痛的时候，并不知道是结石作祟，只有发生了小便淋漓疼痛且有砂石排出时，才有了石淋的认识，这样就漏掉了一些隐藏的结石病。

尿路结石出现腰（背的肾区）、肋、少腹或下引阴器剧痛，从"证"的角度来看，可以把它视为"疝"痛。《温病条辨》中的下焦篇有论疝三条，讲的是暴感寒湿成疝，推论可得，湿热结聚也可致疝。疏肝理气与化石通淋合法而治，乌药、青皮、小茴香，这些药都可以舒张输尿管，芍药甘草汤解痉，金铃子散可止诸疝之痛，川牛膝不但引药下行且也有舒张输尿管作用，三金（金钱草、海金沙、鸡内金）为化石名方，和车前子一样能利水，加滑石可通六腑之涩结，加女贞子、墨旱莲以滋水。如果有肾阳虚的现象就减少利水药用量，少加桂附以化气利水。行气活血常用威灵仙、延胡索、川楝子等。通淋排石常用滑石、通草、瞿麦等。威灵仙具有行气活血、通经止痛的作用，能有效缓解尿路结石引起的疼痛。常与延胡索等药物配伍使用，以增强止痛效果。

（3）尿石症患者的生活调摄

患者平常可以补充玉米、油茶、红萝卜等富含维生素 A 的食物，还可以多吃西瓜、梨子、鲜藕、冬瓜等，忌喝浓茶、啤酒。每日应饮水 3000mL 以上，排尿 2000mL 以上。

15 恶阻病（妊娠剧吐）

怀孕两个月的小王，什么也吃不下，闻见油腻的味道就想吐，体重两周还掉了四五斤。为啥邻居家的儿媳妇怀孕的时候一点反应也没有，吃得白白胖胖。都说"大人吃不上，孩子哪里来的营养"，这把老公、婆婆急坏了，那中医是怎么看呢？

不少孕妇宝妈都有这样的经历，还没从确定怀孕的惊喜中回神，就要开始接受孕吐的"洗礼"。尤其在难孕的圈子里，很多姐妹都会处在一个"怀孕难，怀上了更难"的坎坷局面。其实妊娠早期发生孕吐的现象非常普遍，大约有一半的孕妇会有恶心呕吐的早孕反应，多在怀孕 1～3 个月内出现。西医多认为与绒毛膜促性腺激素（HCG）的浓度升高以及孕妇的心理状态有很大关系。中医学认为主要由于胎气上逆，胃失和降所致，表现为不同程度的恶心、呕吐。

在妊娠呕吐的治疗上，中医具有绝对的优势。孕早期不宜用药，可采用中医外治法，比如针刺安全部位，可选取足三里、内关等给予针刺。妊娠期间需要谨慎使用针灸，尤其是避免针刺腹部穴位，以防对胎儿造成影响。同时可配合穴位按摩，选取足三里、内关、中脘等穴位进行轻柔按摩，有助于缓解呕吐症状；在特定穴位贴上药物贴敷（可以用丁香粉、半夏粉、姜汁调成糊状，熬制为膏，贴敷在内关等穴位），也可耳穴压丸，来调和脾胃，减轻恶心感等。中医食疗可辨证施膳，能起到较好的效果。

例如脾胃虚弱的孕妇可以喝紫苏姜橘茶等，紫苏和生姜能温中止呕，橘皮能疏肝理气。但中医辨证多是综合性诊察，中药及中医治疗建议应在中医师指导下进行，确保对胎儿及孕妇无任何副作用。

另外，对"孕吐准妈妈"有以下建议。

（1）食物要清淡可口，最好沿用以往的饮食习惯。少食多餐，什么时候想吃，就什么时候吃一点。

（2）适当运动。运动可以促进肠道蠕动，增进食欲，促进排气排便。可参加一些轻缓的活动，比如散步、孕妇瑜伽等，帮助改善心情，减轻早孕反应。

（3）保持室内空气流通。

（4）保证充足的睡眠。

（5）孕吐虽难熬，切记不能乱服药。如果呕吐反应剧烈，请及时到医院就医。

四、中医是防治慢性病的主力军

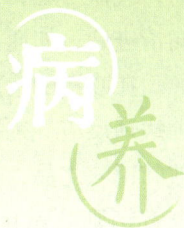

01 感冒后久咳不愈怎么调养?

案例故事

　　张奶奶最近着凉得了感冒,身体情况本就不好的她不得不住了院,输了几天液,终于是熬了过来。可张奶奶出院以后,一活动就犯咳嗽,晚上也觉得咽痒不舒,晨起更是觉得嗓子里总有咳不出来的痰。这个年纪久咳不愈,不免让人担心,最终张奶奶在儿子的陪同下来到中医科想要调理一下。

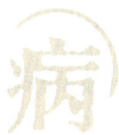

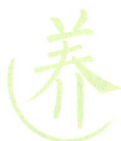

　　感冒是以鼻塞、流涕、喷嚏、头痛、恶寒、发热、全身不适为主要症状的病证,是最常见的外感病之一。四季皆可发病,以冬春季节多见。咳嗽是感冒常见的并发症状,大多数人感冒痊愈了,咳嗽也会停止。如果久咳不愈,首先要注意是否病情有所进展。患者需要到医院及时就诊,拍一下胸片,完善系统检查,明确是否存在支气管炎、肺炎、肺癌等器质性病变。中医治病强调:"急则治其标,缓则治其本。"对于有明确炎症的,要中西医结合,适当应用消炎药,快速缓解症状,防止病情进一步传变恶化。而对于慢性病,调养就显得尤为重要。就像案例中的张奶奶,年老体弱，气血亏虚，在药物干预的同时注意调补，往往能更好地控制病情进展，加速身体恢复，改善疾病预后。

在咳嗽的治疗上，切勿见咳止咳。咳嗽是人体祛邪外达的一种病理反应，须按照不同的病因辨证处理。如外感咳嗽，需慎用敛肺镇咳之品，必须疏散外邪，以宣肃肺气之法，因势利导，肺气宣畅则咳嗽自止。内伤咳嗽病势较缓，咳嗽周期长，时轻时重，需分辨肺气虚、肺阴虚、还是痰湿蕴肺，给予相应的治疗。另外咳嗽病涉多脏，当重整体治疗。所谓"肺不伤不咳，脾不伤不久咳，肾不伤不喘，病久则咳喘并作"，治疗时从整体出发，权衡主次，辨证选用健脾补肾、温肺化痰等方法治疗。预防调护注意以下几个方面。

（1）戒除不良嗜好，坚持每日运动

《黄帝内经》曰："邪之所凑，其气必虚。真气从之，病安从来。"对于久咳不愈的患者，在避免接触病邪的同时，还应增强自身的防病能力。在流感高发时期，出入公共场合要注意佩戴口罩，勤洗手。烟酒刺激气道、消化道，可以诱发咳嗽，戒烟戒酒是咳嗽患者最有效的预防治疗手段。此外，每日坚持运动，可以有效减少感冒咳嗽的发病频率。推荐每日约40分钟的有氧运动，如慢跑、跳操等。对于体弱、活动耐力差的咳嗽患者，尤其适合学习一些传统保健功法，如太极拳、八段锦等。运动后注意及时补水，增添衣物，避免感受风寒邪气。

（2）顺应自然节奏生活

春夏养阳，秋冬养阴。夏季是我们调养肺病的绝佳时机。很多中医院都会在三伏节气开展"三伏贴"项目，在使用具有温肺散寒功效的药物祛除病邪的同时，配合三伏天的阳气，从而扶助患者的阳气，对于久咳患者的康复治疗十分有利。冬季适当进补，多吃山药、百合、甘草、桔梗等健脾益肺的食物，可以减少来年咳嗽的发作。

（3）咳嗽患者多老少，重视护理疗效好

免疫力低下的幼儿、老人是病后久咳不愈的主要人群。儿童免疫系统发育尚未成熟，病情变化快，得病时应该及时就医，痊愈后应重视调护。家长可以学习小儿推拿中诸如清补脾肺、捏脊等手法。给孩子推拿不但能减短疾病周期，更能减轻咳嗽症状。

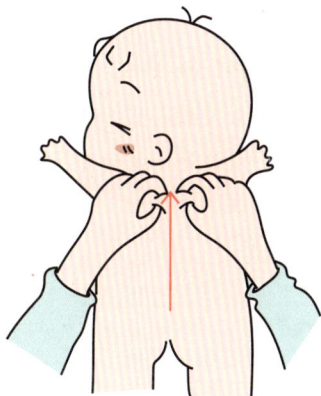

捏脊

另外，日常护理中需要注意帮助老人及幼儿排痰。如果痰液大量聚集，会不断刺激咽喉、阻塞支气管，甚至会引起窒息。可以让患者侧躺，自下游肋部向上游肋部轻拍4～5遍，帮助咳出痰液后再转向另一侧重复操作，排出另一肺叶（支气管）潴留的痰液。干咳的患者应当尽量减少屋内有刺激气味的物品（醋、酒精等），增加空气湿度，及时使用镇咳的药物，避免长期剧烈咳嗽损伤气道。

02 胸痛、肩痛加牙痛，谨防心梗！

张奶奶的孩子非常孝顺，周末经常带着她出门游玩。这不，孩子们又带着张奶奶来爬山了，但是爬到半山腰的时候，张奶奶突然感觉胸闷，胸骨前绞痛，有压迫感，左肩疼痛，于是大家赶忙扶张奶奶停下休息，舌下含服一粒速效救心丸，大约5分钟后胸痛缓解，但是大家也不敢大意，立刻终止行程，带张奶奶下山就医了。挂了心内科专家号，大夫

说:"您这是典型的不稳定型心绞痛的表现,属于冠状动脉粥样硬化性心脏病,也就是冠心病的一种。住院详细检查吧,把心电图、超声心动图都做一做,必要时再做个冠状动脉造影,对于明确诊断来说这是个金标准。"

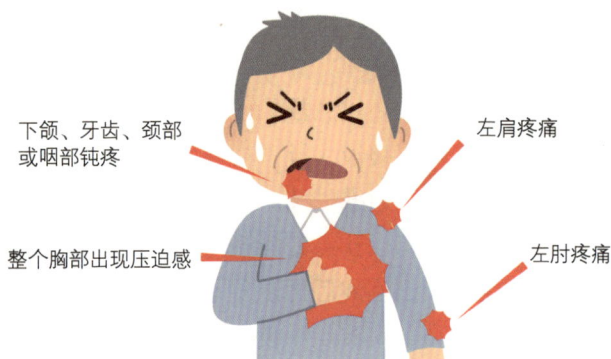

下颌、牙齿、颈部或咽部钝疼

左肩疼痛

整个胸部出现压迫感

左肘疼痛

这三种检查都是干什么的呢?超声心动图是看心脏结构和功能的,心脏有左右心房、心室4个腔,血液在里面按顺序泵出。把心脏看作一个房子的话,超声心动图就相当于检查屋子里4个房间的大小怎么样,门窗是否关好,通风是否好。心电图是专门查看心脏的电信号传导系统的,相当于看房间的电路有没有问题。冠脉造影是查看给心脏供血的冠状动脉的,主要看是否有狭窄,相当于查看房屋水道系统。如果冠状动脉狭窄超过50%就可以诊断为冠心病了,也就是中医的胸痹心痛。

中医学认为胸痹心痛是由于正气亏虚,气滞、寒凝、痰浊、瘀血等引起心脉痹阻不畅导致的。正气亏虚,不能濡养,故"不荣则痛";气滞、寒凝、痰浊、瘀血等痹阻心脉,故"不通则痛"。从西医角度也很好理解，血管狭窄供血不足即"不荣"，血管闭塞梗死即"不通"。因此治疗和养护的关键就在于让冠状动脉恢复对心肌的供血、供氧。西医的治疗方法就是置入支架。但如果血管狭窄程度不足75%，未达到置入支架的指征或有禁忌证无法置入支架，就只能通过常规药物治疗，一般是降脂、抗血小板、稳定斑块。

那中医有什么好办法呢。中医学认为此病为"本虚标实"之证，因此主张补益心气，活血通脉。"补"法包括八珍汤、当归补血汤、四物汤等。"通"法包括速效救心丸、麝香保心丸、复方丹参滴丸、血府逐瘀汤、枳实薤白桂枝汤等。实验研究证实，芳香温通类中药大多含有挥发油，可解除冠脉痉挛，增加冠脉血流，改善心肌供血。

此外，防治本病必须高度重视精神调摄，避免过于激动或者喜怒忧思无度，否则会增加心肌耗氧量，增加心脏负担，促使心绞痛发作，因此要保持心情平稳愉快。饮食宜清淡低盐，多吃水果及富含纤维素食物，保持大便通畅。忌烟酒等刺激之品。发作期应立即卧床休息，缓解期要注意劳逸结合，适当活动，保证睡眠。

03 心慌心悸怎么办？

案例故事

小杨是某大厂的程序员，加班是常态，虽然才25岁，但是时常感到心慌，胸闷，乏力，觉得心脏都要跳到嗓子眼了。小杨本来就很担心自己的健康状况，最近又看到程序员

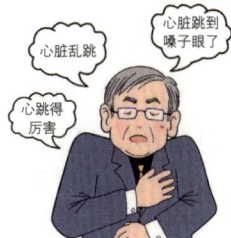
心脏乱跳
心脏跳到嗓子眼了
心跳得厉害

加班猝死的新闻，于是果断来医院就诊了。来到心内科向大夫描述完症状后，立刻做了心电图，结果真的捕捉到了"房性早搏"。大夫说："房性早搏是心律失常的一种，建议背一个 Holter 监测 24 小时的动态心电变化。"小杨没想到自己这么年轻就心律失常了，非常害怕。大夫安慰说："不用这么紧张，偶尔一两次早搏问题不大的，你这么年轻，主要是要好好休息，减轻压力，咱们监测完结果再看。"Holter 结果显示小杨的心率绝大部分是正常的窦性心率，小杨这才放心。

自觉心中悸动不安，心脏搏动异常，或快速，或慢速，或跳动过重，或忽跳忽止，呈阵发性或持续不解，中医都诊断为心悸。病机在于气、血、阴、阳亏虚，心失所养，或邪（痰饮瘀血）扰心神，导致心神不宁。中医学认为心悸以虚证为主，因此以补气养血，滋阴温阳为主要治法，炙甘草汤是其中的代表方。

它是汉代名医张仲景《伤寒杂病论》中治疗"心动悸，脉结代"的名方，一般适合体质虚弱或者失血过多、脏腑虚衰，尤其是伴有心功能衰竭的心律失常。方中炙甘草、人参、大枣补心气，生姜、桂枝通心阳，生地黄、阿胶养心血，麦冬、麻仁滋心阴，阿胶、麦冬、生地黄滋阴养血。全方滋阴养血、补气温阳、定悸复脉，所以又称为"复脉汤"。

此类患者一定要注意保持良好作息，忌熬夜、通宵等不良习惯。保持良好的精神状态，避免压力过大或情志刺激。如果出现严重的心律失常，如心房纤颤，Ⅲ度房室传导阻滞，室性心动过速，病态窦房结综合征等，一定要及时就医，完善 24 小时动态心电监测，进一步检查心脏功能和相关血流动力学指标等，根据医生诊疗方案治疗。

04 关注血管健康：动脉粥样硬化和血脂异常

王阿姨最近来体检了，面对满满都是医学术语的报告单、化验单，王阿姨迷糊了，因为看不懂那些复杂的医学术语。

"医生，我之前检查说我有动脉粥样硬化，到底是咋回事啊？还有，这个化验单这么多，到底该看哪个呀？"

"阿姨，您别急，来听我说……"

动脉硬化是随着年龄增长而出现的血管疾病，是引起动脉管壁增厚、变硬、失去弹性、管腔狭窄的几种疾病的统称。在健康情况下，人体动脉内膜是完整的，但是在衰老、高血压、高血脂、高血糖、吸烟等因素的影响下，动脉内膜会出现损伤。血液中的低密度脂蛋白胆固醇就会从损伤的地方进入动脉膜中，最终像斑块一样沉积在动脉内膜中，这些斑块的外观形态为淡黄色的小颗粒，看起来就如同小米粥一样，所以又被称为粥样硬化。

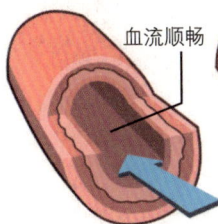

正常动脉血管　　　因斑块沉积造成血管硬化

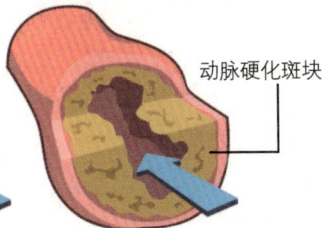

血流顺畅　　　　　动脉硬化斑块

中医学认为，动脉粥样硬化是血瘀病理状态的一种表现，常常与血脂异常导致的膏浊、痰浊壅积状态密切相关。血脂异常等导致的脂质代谢紊乱会促使血液中的脂肪成分过多沉积在血管壁上，形成血管内脂质沉积物，加速了血液的淤积凝结，从而形成了血瘀的病理过程。其中，血脂异常主要指人体血浆中总胆固醇指标偏高、总甘油三酯指标偏高、低密度脂蛋白胆固醇指标偏高、高密度脂蛋白胆固醇指标偏低，也就是体检时要看的血脂四项指标。导致动脉粥样硬化形成和发展的关键环节是低密度脂蛋白胆固醇，即所谓的"坏胆固醇"进入动脉中。血脂四项中只有高密度脂蛋白胆固醇是好的胆固醇，指标越高越好，而其他三项是越低越好。

动脉粥样硬化在初期是无症状的，并且可以持续几十年，通常是在青少年时期发生，至中老年时期加重、发病。衰老、"三高"、吸烟、肥胖等因素，会加速斑块的增长，导致动脉管腔的狭窄，还会增加斑块的不稳定性，造成斑块破裂，阻塞动脉。当动脉内管腔严重狭窄或者不稳定的斑块破裂并严重阻塞某一个重要的动脉，导致血栓形成或栓塞时，就会出现心绞痛、心肌梗死甚至中风。

一般情况下，随着年龄的增长，血管会老化，变得更硬更厚，因此许多老年人都有不同程度的血管硬化，这是很正常的。不过，我们可以通过注意日常生活中的方方面面，来延缓动脉粥样硬化发展的速度。那么，我们应该如何做呢？

想要降低动脉粥样硬化的风险，就要阻止硬化斑块的进展。需要听从医生的建议，积极

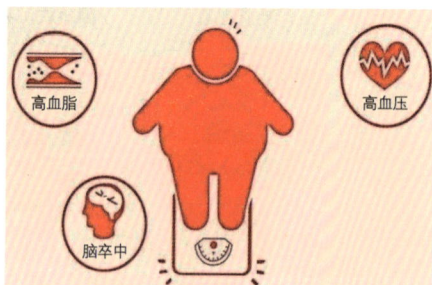

治疗相关的基础病，例如高血脂、高血压、肥胖、痛风、糖尿病等。动脉粥样硬化的发生不仅仅是由于单一因素，而是多种因素综合作用的结果。中医强调，血脂异常不仅仅是一种生物化学异常，更是机体内部气血运行失调的外在表现。因此，在治疗动脉粥样硬化时，除了调理血脂水平外，还需要综合考虑气血运行状态，结合健脾养胃、疏肝解郁、益肾填精等方法综合治疗。

除了服药外，防治动脉粥样硬化的关键就是要采取健康的生活方式，合理膳食、戒除烟酒、积极锻炼。在饮食上要低油、低盐、低糖，多吃水果蔬菜，减少肥肉和动物内脏的摄入，多吃一些软化疏通血管的食物，如燕麦、木耳、茄子、红薯、洋葱、绿茶等。做到不吸烟、不酗酒、不熬夜；减少久坐，坚持运动。适当运动可以提高高密度脂蛋白胆固醇水平、减轻胰岛素抵抗、减轻体重和降低血压、血脂，尤其对于处于"三高临界值"的朋友，控制饮食和运动是有效的防治手段。

05 孩子发现幽门螺杆菌，治还是不治？

幽门螺杆菌（Hp）是一种细菌，也是目前所知能够在胃内生存的唯一微生物种类，Hp 感染即指体内存在 Hp，通常是指胃内有 Hp 的定植。Hp 感染是儿科的常见问题，与儿童慢性胃炎、消化性溃疡等疾病密切相关，对于儿童 Hp 感染必须科学认识和处理。

（1）儿童感染幽门螺杆菌来源

家庭内传播是儿童感染 Hp 的主要途径，主要由父母尤其是母亲传播，家庭成员之间常见的感染途径包括共用餐具、共用食物、咀嚼食物喂食、亲吻以及其他不良的卫生习惯等。儿童的 Hp 感染率随着年龄的增长而升高，主要发生在儿童和青少年时期，也会发生在成年后，但相对较少。

（2）儿童感染 Hp 有什么症状

部分感染者无症状，有症状的患儿多表现为消化道症状：口腔异味、上腹部饱胀、恶心、呕吐、食欲减退、消化不良等。

儿童 Hp 感染可以引起慢性胃炎、消化道溃疡等消化系统疾病，部分患儿因消化吸收差，会表现出生长发育缓慢、乏力、脸色苍白或体表出现瘀点、瘀斑，这是因为 Hp 感染和不明原因贫血、特发性血小板减少性紫癜有密切相关性。

（3）检查手段

目前最易为儿童和家长接受的检测方法是 ^{13}C 呼气试验法，该方法无放射性，无需胃镜，无需抽血，无交叉感染、无痛苦、无损伤，适用于儿童，可用于诊断 Hp 现症感染，也可用于治疗后的复查。

此外，活检组织检查、血清学检测以及粪便 Hp 抗原检测也是诊断 Hp 的重要方法，其中粪便 Hp 抗原检测是检查时不需要口服任何试剂，唯一一项诊断准确性不受患儿年龄影响的无创性检测方法。

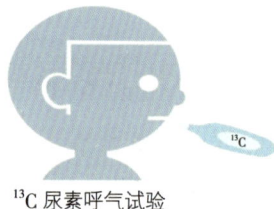

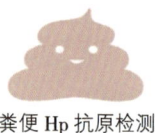

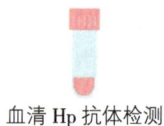

粪便 Hp 抗原检测

^{13}C 尿素呼气试验

血清 Hp 抗体检测

（4）儿童感染 Hp 需要治疗吗?

绝大部分儿童 Hp 感染是不需要治疗的，可等到青少年或成人后杀菌。根据中华医学会儿科学分会消化学组制定的《中国儿童幽门螺杆菌感染诊治专家共识（2022）》，儿童 Hp 感染检测和根除治疗的指征如下。

以下情况必须根治：①患有消化性溃疡。②胃黏膜相关淋巴组织淋巴瘤患儿。③慢性胃炎患儿。④不明原因或难治性缺铁性贫血患儿。⑤慢性免疫性血小板减少性紫癜患儿。

以下情况可以考虑根治：①有胃癌家族史。②计划长期服用非甾体抗炎药（包括低剂量阿司匹林）。③有反复腹部不适、恶心、呕吐、打嗝、嗳气等消化道症状的患儿。④监护人或年长儿童强烈要求治疗。

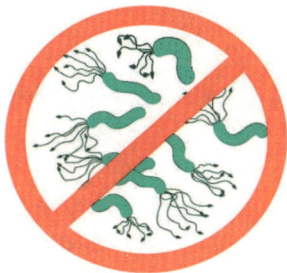

（5）临床治疗建议

临床上是不推荐无明显临床症状的儿童做特殊用药的，一般建议12岁以后检测，可在成年后杀菌，如果必须用药，考虑到儿童体质较弱，免疫系统不够成熟，建议在医生诊疗下进行治疗，治疗前家长可回忆一下患儿抗生素应用情况，可以更好地帮助医生用药。

中医药在Hp感染方面具有独特优势，可根据不同体质进行个性化辨证治疗，脾胃病作为祖国医学的优势病种，治疗Hp感染时以运脾和胃止痛为原则，配合其他中医特色疗法，疗效确切。如儿童出现厌食、恶心、呕吐、腹痛、腹胀等不适，建议及时就诊。

（6）生活调养

由于Hp主要通过经口途径传播，加强宣教、防控共同生活的家庭成员间交叉感染可以从源头上减少感染的发生，在Hp感染的防控环节中具有重要作用。儿童感染疾病要做到"三分治、七分养"，日常生活中要养成良好的卫生习惯。

①拒绝口对口喂饭。

②饭前便后及时洗手。

③做到餐具及时消毒。

④注意入口食物及饮用水的清洁。

⑤避免过食生冷刺激食物，耗伤脾胃。

⑥定期更换牙具，修复口腔问题。

⑦建议外出就餐实行分餐制，倡导公筷就餐。

06 ▸ 经常"烧心"和"反酸"？当心胃食管反流病

案例故事

在一次家庭聚会上，王大爷开始滴酒不沾了，亲朋好友纷纷表示好奇。原来，王大爷最近总是烧心，反酸，饭后嗳气不断，有时伴咳嗽，严重影响了生活质量，遂去医院就诊。做了胃镜后，医生告诉他得了胃食管反流病，然后开了奥美拉唑服用并嘱咐他戒烟戒酒。可王大爷吃了一个月后总觉得症状反反复复，效果没有达到自己预期，于是在邻居的推荐下去看中医了。

这则案例讲的是胃食管反流病，指胃内容物反流入食管、口腔（包括喉部）或肺所致的不适症状和（或）并发症的一种疾病。

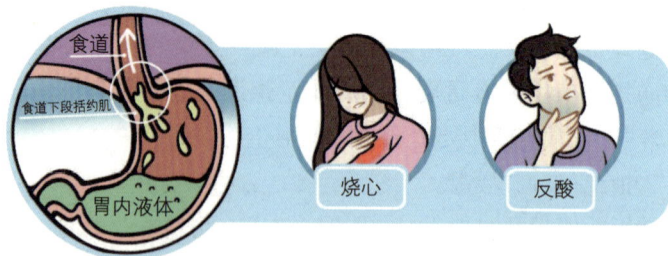

胃食管反流示意图

（1）经常"烧心""反流"，一定是胃食管反流病吗?

"烧心"（胸骨后烧灼感）和"反流"（胃内容物向咽部或口腔流动）是胃食管反流病最常见、最典型的症状，但出现这两个症状并不一定是胃食管反流病。功能性食管疾病、嗜酸性粒细胞性食管炎、食管胃黏膜异位症、食管裂孔疝、贲门失弛缓症、慢性胃炎、消化性溃疡、幽门梗阻、肝胆胰疾病、心绞痛以及长期服用某些药物，亦会出现"烧心"或"反流"。

（2）除了"烧心""反流"，胃食管反流病还有哪些症状?

胃食管反流病临床表现多种多样，部分患者可表现为胸痛、嗳气、上腹痛或烧灼感等不典型症状。若反流物刺激喉咙会引起咳嗽，也会引发慢性喉炎或咽喉炎，表现出咽部异物感、喉咙疼痛、声音嘶哑等症状。此外，当胃内容物进入气管支气管树，会直接刺激支气管收缩或通过迷走神经激活神经反射弧导致哮喘。

（3）胃食管反流病的危险因素有哪些?

正如案例中的王大爷一样，经常吸烟、饮酒、食用刺激性食物，会降低食管黏膜抵御能力诱发胃食管反流。另外，贲门术后、食管裂孔疝、腹内压升高（肥胖、妊娠等）、胃排空延迟

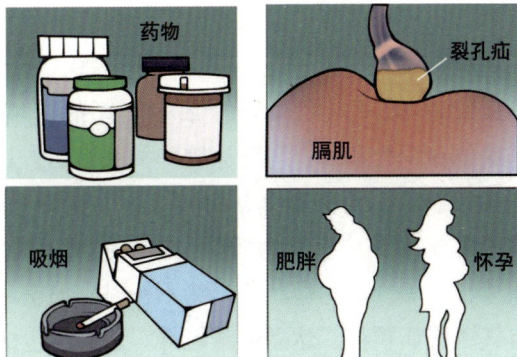

胃食管反流病常见危险因素

（糖尿病胃轻瘫等）、长期精神紧张或情绪不佳等情况时也容易患胃食管反流病。

（4）胃食管反流和反流性食管炎有什么区别？

总有患者问："为什么病历和诊断报告上有时是胃食管反流，有时又变成了反流性食管炎，二者有什么不同吗？"其实，胃食管反流是这一类疾病的总称。根据是否存在食管黏膜糜烂、溃疡及柱状上皮化生，胃食管反流可以分为非糜烂性反流病、反流性食管炎及巴雷特食管。非糜烂性反流病有典型的烧心、反流症状，但无黏膜破损；而反流性食管炎患者行胃镜检查可见食管存在黏膜破损；巴雷特食管患者病理活检提示食管原本存在的正常鳞状上皮被柱状上皮所取代。

（5）胃食管反流病如何治疗？

①调整生活方式是本病的基础治疗手段，包括减肥、抬高床头、戒烟等。

②首选药物是质子泵抑制剂（PPI），疗程为4～8周，对于合并食管裂孔疝及重度食管炎患者，剂量通常加倍。另外，研究表明，新型抑酸药钾离子竞争性酸阻滞剂（P-CAB）疗效不劣于PPI。

③上述治疗无效的患者，考虑内镜下射频消融术、经口无切口胃底折叠术、抗反流黏膜切除术或腹腔镜胃底折叠术等。

（6）中医如何认识胃食管反流病？

胃食管反流病可划归中医"食管瘅""吐酸病""嘈杂"等病证范畴，其病位在食管和胃，与肝胆脾肺关系密切，其基本病机概括为肝胆失于疏泄，胃失和降，胃气上逆。在辨证论治方面，该病以肝胃不和证多见，表现为反酸、胸胁胀满、嗳气、腹胀、纳差、胸闷喜叹息等，上述症状若情绪不畅时则加重。与之对应的中成药有气滞胃痛颗粒、达立通颗粒等。该病还包括寒热错杂证、中虚气逆证、气郁痰阻证等。此外，针刺或推拿或点按膻中、中脘、期门、足三里、内关、太冲等穴也有一定效果。

（7）胃食管反流病患者平时需要注意什么？

饮食方面，注意戒烟限酒，避免睡前进食，避免浓茶、咖啡、巧克力、薄荷、过甜过咸高脂饮食等；情绪方面，注意避免长时间处于抑郁、压力应激等不良状态；行为方式方面，注意保持健康体重、抬高床头等。

07 考试腹泻怎么办？

案例故事

　　陈同学一到考试，肚子总是不争气，经常拉肚子，导致其无法发挥正常水平。此次临近考研，陈同学的身体和心理都遭受了很大的折磨，变得更加焦虑了。相信不止陈同学，很多人面临压力时，也会出现肠胃不给力的情况，那么如何解决这个苦恼呢？

　　医学上这种随情志出现的肠胃不适为肠易激综合征（IBS），即肠道很容易受刺激，是一种高度流行的胃肠道功能性疾病，临床检查无器质性病变，无生命危险，但会严重影响患者的身心健康。IBS临床表现为腹痛、腹胀，排便习惯改变，绝大多数患者均有腹部不适的感觉，大部分可在排便后得到缓解，症状表现因人而异，胃肠蠕动快表现为腹泻、腹痛等，胃肠蠕动慢表现为腹胀、便秘等。

　　目前认为IBS是多种发病机制和因素共同作用的结果，可能与胃肠动力、内脏感觉、情绪及压力有关，是一种可能由中枢神经系统参与的多因素影响的疾病状态。IBS无法治愈，只能消除或缓解症状，那如何改善IBS患者的生活质量呢？

症状严重时，可对症给予相应药物治疗，腹泻使用蒙脱石散，菌群失调可予益生菌，小肠细菌过度生长者使用甲硝唑等抗生素，便秘型使用乳果糖、聚乙二醇等软化大便，腹胀明显者使用西甲硅油，肠痉挛腹痛剧烈者可以给予复方颠茄合剂，呕吐剧烈者可以使用奥美拉唑等。

中医日常调护讲究百病皆由脾胃衰而生，日常饮食要顾护脾胃，首先根据自身情况调整饮食，便秘患者可以适当摄入富含膳食纤维的食物，加快肠蠕动，增加饮水量，适量补充优质脂肪润滑大便。慢性腹泻患者饮食注意低脂少渣，少食粗纤维食物，适当补充优质蛋白，日常生活少食生冷食物，注意食品卫生，防止腹泻进行性加重。此外养成良好的饮食习惯，三餐定时定量，少吃或不吃会刺激胃肠道的食物，不吃高脂食物，减少酒精、咖啡、茶饮的摄入。使脾主运化正常，机体诸脏得养，五脏六腑可各司其职，减少 IBS 的发作频率。其次放松精神，部分患者 IBS 发作时伴有精神焦虑、紧张，处于急性应激刺激状态，伴有抑郁、焦虑等情绪时症状会加重，情志失调而致肝气郁滞，肝脾不和，引起肠道气机不畅，肠腑传导失司，引起腹泻或便秘。这时候需要调整情绪，可以采取心理咨询、放松练习、正念训练或其他方式舒缓和调节压力。平素保持心态平和，使肝气畅通，情志得舒，身心处于舒展状态，则肠道神经也就跟着放松了。IBS 为我们的生活造成了巨大的不便，但目前研究并未发现 IBS 会导致进一步的器质性病变，正确认识 IBS 有助于减轻焦虑情绪，平素养成良好的饮食习惯，保持情绪稳定。

08 磨人的"绿色癌症"——炎症性肠病

炎症性肠病是一种反复发作的慢性非特异性肠道炎症性疾病，其病变范围可涉及肠道黏膜及黏膜肌层，主要包括溃疡性结肠炎（UC）和克罗恩病（CD）两种类型。由于本病发病机制复杂，肠外表现和并发症多，病程长且难以治愈，有"绿色癌症"之称。

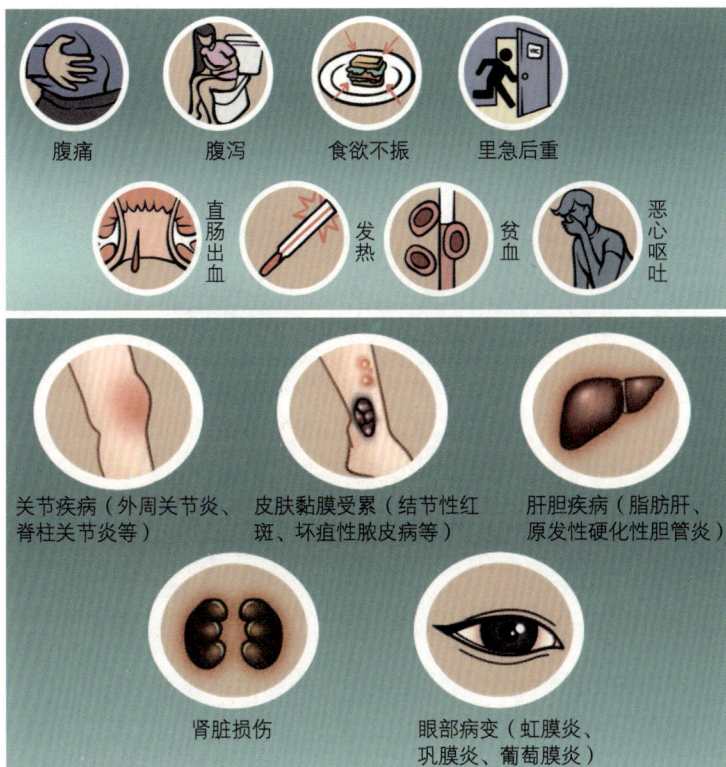

腹痛　　腹泻　　食欲不振　　里急后重

直肠出血　　发热　　贫血　　恶心呕吐

关节疾病（外周关节炎、脊柱关节炎等）　　皮肤黏膜受累（结节性红斑、坏疽性脓皮病等）　　肝胆疾病（脂肪肝、原发性硬化性胆管炎）

肾脏损伤　　眼部病变（虹膜炎、巩膜炎、葡萄膜炎）

其中，溃疡性结肠炎临床表现以持续或反复发作的腹泻伴里急后重、黏液便、脓血便、腹痛为主。克罗恩病临床表现以持续或反复发作的腹泻、腹痛为主，可有血便。此外，炎症性肠病患者可伴有食欲不振、疲劳、体重减轻、发热、贫血等不同程度的全身表现，还可能出现关节、皮肤黏膜、肝胆肾脏及眼部病变等肠外表现和并发症。

内镜检查有助于本病的诊断，结肠镜下可以发现溃疡性结肠炎病变多从直肠开始，呈连续性、弥漫性分布，可累及结肠。肠道黏膜轻则出现红斑、充血，重则血管形态消失，黏膜自发性出血、溃疡、糜烂。病变一般局限于黏膜层、黏膜下层，可伴有隐窝脓肿。而克罗恩病好发于回盲部，呈节段性、不连续性分布，可累及整个胃肠道肠壁全层。肠道黏膜出现纵行溃疡和卵石样改变，肠壁增厚伴有不同程度狭窄等。

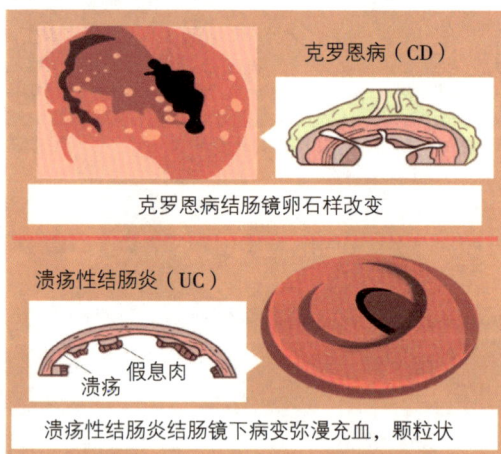

克罗恩病（CD）

克罗恩病结肠镜卵石样改变

溃疡性结肠炎（UC）

溃疡　假息肉

溃疡性结肠炎结肠镜下病变弥漫充血，颗粒状

本病的西医治疗包括营养支持、药物治疗和手术治疗。

此外，由于本病缠绵难愈、长期使用西药不良反应明显且部分患者症状仍然不能改善等因素，中西医结合治疗可实现优势互补，显著提高患者生存质量。中医学认为溃疡性结肠炎病机以脾胃虚弱为本,湿热蕴结为标;克罗恩病以气血亏损,脾虚不运为基础,寒热错杂,互相转化,湿、热、瘀、毒等病理产物积聚肠络,迁延难愈,变症丛生。对于湿热蕴肠的患者,治疗上活动期患者应以清热化湿止痢为主,缓解期患者应在健脾固肾的基础上兼以清热化湿,常用方为白头翁汤或芍药汤加减。对于湿热或气滞致瘀的患者,应以凉血化瘀、宁络止血、修复肠络为要,常用方剂为地榆散、槐角丸加减。若病变局限于直肠或结肠末端,可配合中药灌肠,药物多选用黄柏、苦参、地榆、白及、锡类散等。

在日常调摄方面,尤其要注意饮食,少食多餐。原则是选择高热量、高优质蛋白和维生素、低脂、少渣或无渣、少刺激的平衡饮食。急性期宜选择低脂流质(米汤、蒸蛋清、藕粉等)或少渣半流质(含优质蛋白的河鱼肉、蛋类等制成软且少油的食物,如鱼丸汤、菜末瘦肉粥、鸡蛋烂面等)饮食。缓解期时主食适宜食用精制米面制品,适量且合理食用荤腥如瘦猪肉、去皮瘦鸡肉等,在不加重病情的情况下可尝试少量食用河鱼河虾。蔬菜适宜食用黄瓜、葫芦、去皮番茄、冬瓜、丝瓜、茄子、山药、胡萝卜等。适量食用低脂酸奶及其他不含乳糖的低脂奶制品、内酯豆腐。不宜食用豆类食品及大部分豆制品、含碳酸盐的饮料和坚果类、椰菜类、番薯、芋头、板栗、生萝卜、蒜苗、洋葱、白菜、芦笋、蘑菇、豌豆、牛奶、羊奶等食物,不宜食用粗纤维食物、高纤维蔬菜等,不宜食用脂肪含量高的食物,不宜食用辛辣或刺激性食物。另外,有吸烟、饮酒史的患者应戒烟戒酒。平时注意调畅情志,不可精神压力过大或情志过极。规律生活作息,保持充足睡眠,适度运动,若疲劳症状明显的患者可以加服党参黄芪代茶饮。

09 ▶ 知识强肾，吾爱吾肾

张叔叔是小区里有名的"操心命"，家里大事小事都要亲力亲为，偏偏对自己的身体不上心。平时身体有什么不舒服也从不去医院，想着熬一熬就过去了。十几年前单位组织体检，听大夫说自己血压偏高，但自己觉得没什么不舒服，嫌吃降压药麻烦，也没再关注自己血压的变化。到了退休的年纪，老张发现自己总是起夜，半年来没睡过几宿好觉。到医院就诊后，老张被诊断为"慢性肾病"，住院接受治疗。可是老张心悸胸闷、腰酸、疲乏易困的症状并未随着出院而消失，于是到中医科寻求帮助。

慢性肾脏病是指肾脏结构或功能异常超过 3 个月。与急性肾损伤肾功能通常可逆的情况不同，慢性肾病中肾单位的损伤多数情况下较难恢复，因此治疗目的就是尽可能地延缓、停止或逆转慢性肾衰竭的发生，防止最终进展成为终末期肾病。

截至 2019 年我国慢性肾病人数约 1.32 亿。糖尿病肾病和高血压肾损害分别以 27.0% 和 20.8% 的占比位居慢性肾病病因的前两位。慢性肾病离我们其实并不远，积极控制高血压、糖尿病等原发病的进展，能够很好地降低不可逆肾功能损害的可能性。

中医学认为，慢性肾病的病因病机为湿热蕴郁，深入血分，络脉瘀阻，蓄热成毒，三焦不畅。其认为肾病之湿热或从外来，或自内生，邪入于肾，必兼乎湿。肾为下焦，属血分之地，肾之络脉最为丰富，肾病深入血分，也最易出现络脉瘀阻。热郁久必成毒，肾炎阶段其毒尚微，至尿毒症期则成巨毒矣。《黄帝内经》曰："三焦者，决渎之官，水道出焉。"三焦不畅，则水道不利，毒无从排出。慢性肾病总归为血分受邪，导致了肾脏化浊排毒的功能受损，因此当标本兼治，扶正祛邪。凉血化瘀、疏风胜湿、疏调三焦、分消利湿、通腑排毒、益气培元的治法应用于疾病治疗的各个阶段。

养生调护

对于慢性肾脏病 1～4 期患者，首先要避免过度疲劳，适度运动。《黄帝内经》主张"形与神俱"，即精神与形体的统一，方能"尽终其天年"。筋骨强实是抗病祛邪的根本，故形体锻炼是防病养生的重点。对于慢性肾脏病患者，久病之后大多气阴两虚、正气不足，锻炼形式上可采用慢跑、散步、气功、太极拳等较为舒缓的方式，既能使气血宣通，又不至于过劳伤身。熬夜或者剧烈运动对于机体的内分泌调节有很大影响，不仅不利于控制血压，内分泌失调导致的免疫力下降也增加了患其他疾病的风险。5 期的患者需要配合血液净化、肾移植等治疗。积极听取医嘱，配合治疗，以期早日回归正常生活。

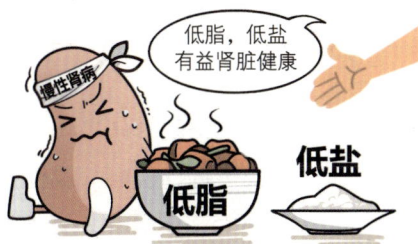

低脂，低盐
有益肾脏健康

低脂　低盐

其次由于慢性肾病患者营养物质代谢紊乱，在摄取必要的营养的同时，注意不要加重肾脏负担。研究表明低蛋白质饮食（LPD）可减轻尿毒症症状、延缓 CKD 的进展，推荐对 CKD 3～5 期病情稳定的非透析患者，每天按理想标准体重摄入蛋白质 0.6～0.8g/kg 和热量 125.5～146.5kJ（30～35kcal）/kg，同时避免高嘌呤饮食，积极控制尿酸和血糖，对于保护肾功能及延缓病情进展上有良好的积极作用。中医药通过辨证论治，采用汤药内服或艾灸的治疗，在改善患者腰酸背痛、倦怠乏力等疾病相关症状上也展现出强大疗效。

10 膜性肾病导致的水肿治疗

案例故事

李叔叔最近2年发现自己下肢酸胀、沉重，小腿一按一个坑，而且尿里有大量泡沫。就诊于当地医院，做了相关检查后，诊断为Ⅱ期膜性肾病。医生给开了糖皮质激素和环磷酰胺，让吃一段时间复查。李叔叔每天按时服药，不到一周就开始出现恶心、脱发、口腔溃疡等各种不舒服，后来实在坚持不下去就停药了。最近3个月，李叔叔觉得尿中泡沫增多，双下肢水肿也加重了，同时全身乏力、腰部冷痛、纳呆、失眠易醒，严重影响日常生活。李叔叔病友告诉他中药能缓解症状、减轻激素及免疫抑制剂的副作用，特寻求中医治疗。

李叔叔所患疾病为特发性膜性肾病，是一种自身免疫性疾病。膜性肾病是导致成人肾病综合征的一个常见病因，好发于中老年人，以大量蛋白尿、低蛋白血症、高血压、水肿为主要表现。病理上以肾小球毛细血管基底膜均匀一致增厚，有弥漫性上皮细胞下免疫复合物沉积为特点。中医学中尚无"膜性肾病"病名，但以其临床特征及发病不同阶段的特点而言，可属中医学"水肿"范畴。西医主要治疗方案是激素联合免疫抑制剂，但不良反应明显，复发率高，且价格昂贵，从而导致部分患者停药。中医药针对肾病综合征的治疗具有多环节、多途径、多靶点的独特优势，与现代医学形成互补，能达到增效减毒的效果，同时能恢复人体正气，增强机体自身修复和防御能力，故疗效持久不易复发。

中医学认为，脾肾亏虚是本病之内因，为本证；瘀浊互结既为标证，又是本病的病理产物。以补脾益肾、壮阳固本、祛瘀化浊之共性治法，调整肺、脾、肾三脏功能。常用黄芪补中益气、提升中气、行滞通络、利水消肿，药理研究证实其可以有效提高免疫功能、减少尿蛋白、调节水钠排泄、保护肾组织、减轻高凝状态；党参、白术温脾土，与黄芪共奏固本扶正、温阳培土之效，助运化除水湿；熟地黄、山茱萸、山药配伍以健脾固肾，收敛脾肾之精；茯苓、泽泻祛湿利水，以除余邪；善用虫类药物，活血化瘀，如地龙、僵蚕等。

膜性肾病患者应该怎么进行日常调护呢？

（1）观察病情与复查

密切观察水肿、蛋白尿、高血压等症状有无缓解，若无，应及时就医。根据病情，遵医嘱复查。一般1个月复查1次尿常规、肾功能、血液生化，以便于医生监测病情变化趋势，适时调整用药方案。

（2）调整饮食结构

合理的饮食有助于维持身体机能，减少蛋白尿的产生。

①摄入适量的蛋白质：适量减少蛋白质摄入量，同时要注意选用富含优质蛋白的食物。例如鸡蛋、鱼肉、瘦肉、牛奶，禁食豆腐、豆奶、豆皮等各种豆制品。

②限制钠盐的摄入：每日盐摄入量控制在 2～3g。浮肿明显时，要禁食高盐及腌制食品，如咸菜、咸鱼等，加工的肉类如火腿、腊肉、熏肠等。

③限制脂肪的供给：炒菜时可使用植物油，不要食用动物油和富含胆固醇的动物内脏、鱿鱼和肥肉等，增加膳食纤维的摄入。

④限制钾的摄入：对于膜性肾病还伴有高钾血症患者，应该忌食高钾食物，比如香蕉、土豆、茶叶等。

（3）生活调适

①保持良好的生活习惯，合理安排生活作息制度，戒烟戒酒，保证充足的睡眠。

②预防感冒，注意卫生。气候变化时，随时增减衣服，防止受凉，外出戴口罩，避免到人多的地方活动。注意卫生，保持居住环境的清洁、舒适，室内保持合适的温度和湿度，定期开窗通风换气。

（4）适量运动

患者可通过慢跑、打羽毛球、游泳等适度的体育锻炼，促进体内的血液循环，增强自身的免疫力，从而有助于病情恢复。但应注意避免剧烈运动和过度劳累，以免对身体造成负担。

11 宝宝"尿频"怎么办？

案例故事

小美同学，女，10岁，在考试之前，因为紧张会多次上厕所，但每次排尿量很少，有时可能只有几滴。家长带小美到医院进行尿常规、尿液培养、腹部彩超等一系列检查后，检查结果显示无异常，泌尿外科医生告诉家长是因为小美精神紧张，使抑制排尿的功能发生障碍，表现出尿频尿急，诊断为"神经性尿频"。

神经性尿频多发生在学龄前儿童，年龄一般在2～11岁，是指由于泌尿系统神经功能失调引起，以尿意增强、排尿次数增多（每2～10分钟一次）为临床表现的一种疾病，是一种心理行为性疾病，一般无器质性病变。中医对神经性尿频有很好的治疗效果。中医学认为，此类孩子大多是阳虚体质，由下元虚寒、膀胱失约所致，在治疗上应温肾祛寒，缩尿止遗，可以用缩泉丸、桑螵蛸散、金匮肾气丸等药物治疗。

在药物治疗以外，由于神经性尿频是一种心理行为性疾病，可从以下 3 点进行锻炼：

1 心理疏导

家长对小儿正确耐心诱导，消除患儿顾虑，积极鼓励小儿，使小儿消除害怕担心心理，保持轻松愉快心情。

2 进行排尿训练

需要家长和患儿共同参与，家长记录排尿日记，以明确日间排尿频率及排尿量，同时分散患儿排尿注意力，引导患儿与其他小朋友玩耍，使其忘记排尿。

3 进行膀胱储尿功能训练

当患儿产生尿意要求排尿时，嘱咐患儿收缩盆底肌，尽量延长储尿时间，当强烈要求排尿时再同意其排尿。指导其养成定时排尿的习惯，并逐渐延长排尿的时间间隔，治疗期间可适当减少饮水量，注意不宜劳累和进食寒凉食物。

12 贫血非小事，切莫补补了事

相信大家对于"贫血"这个词并不陌生，经常听到身边人说贫血了，也觉得贫血不是一个大毛病，补一补就好了，但真的如此简单吗？

贫血是指人体外周血中红细胞减少，不能对组织器官充分供氧，继而引起一系列症状及器官病变的临床综合征，临床中常以血红蛋白（Hb）含量作为贫血的判断标准。国内海平面地区的贫血判断标准为：成年男性 Hb < 120g/L，成年女性（非妊娠）Hb < 110g/L，孕妇 Hb < 100g/L。根据血红蛋白的浓度，又可将贫血分为轻度、中度、重度和极重度。

轻度：血红蛋白浓度 ≥ 90g/L，但低于正常值。

中度：血红蛋白浓度 60 ～ 89g/L。

重度：血红蛋白浓度 30 ～ 59g/L。

极重度：血红蛋白浓度 < 30g/L。

贫血不是一种血液病，而是一种症候群，多种疾病的临床表现均可包含贫血。根据病因，贫血可分为缺铁性贫血、巨幼细胞性贫血（缺乏叶酸或维生素 B_{12}）、失血性贫血、再生障碍性贫血和血液恶性肿瘤等。

（1）贫血的典型症状

①皮肤黏膜苍白：血红蛋白中含有血色素，其含量降低会造成血液颜色变浅。当你发现自己的脸色、嘴唇苍白无光时，就要考虑是贫血了。

②头晕、头痛、耳鸣、晕厥、注意力不集中、记忆力减退、无力、易疲劳等，与脑缺氧或肌肉缺氧相关。

③呼吸、心率加快，活动后气短、心悸。

④食欲减退、恶心、腹胀、腹部不适等。

⑤月经减少：女性贫血的常见症状，表现为月经量少、色淡、质地变稀。

⑥常有反甲、匙状甲。

⑦中医学认为贫血属于"血虚""萎黄"范畴，患者表现为面色淡白或萎黄、唇舌爪甲色淡、头晕眼花、心悸多梦、手足发麻，妇女月经量少、色淡、后期或经闭、脉细等症状。

如果出现以上症状，应尽快到医院进行诊断和治疗。

贫血的症状

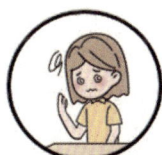

突然改变姿势时
会感到头晕目眩

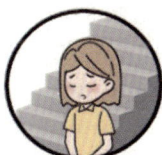

日常活动时容易
觉得气喘、头昏

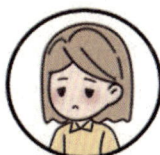

容易疲倦、常失眠、
注意力难以集中

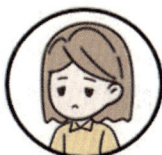

脸色苍白，
没有血色

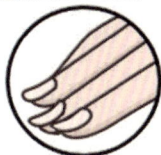

手指甲凹陷，
呈匙状指甲

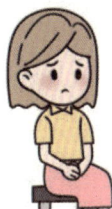

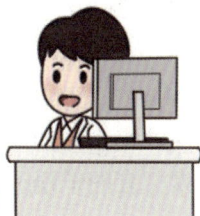

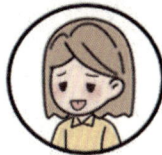

舌头光滑，
容易感到头痛

（2）贫血的治疗

治疗贫血的方法因病因和贫血程度而异，"治病求本"是中医西医共同的治疗准则。

①输血：一般 Hb < 60g/L 时需要进行输血。

②药物治疗：对于临床常见的营养缺乏性贫血如缺铁性贫血和巨幼红细胞性贫血，常采用补铁和补充维生素治疗。其中补铁可分为食物补铁（动物肝脏、血制品、豆类、菌藻类）和药物补铁；补充维生素包括补充叶酸和维生素 B_{12}（人体造血所需的物质）。

③补充铁剂时的注意事项如下。

一是建议在餐间服用，减少胃肠不适。

二是可以同时服用维生素 C，能促进吸收和提升肝脏对铁的利用度。

三是避免同时饮用浓茶和咖啡。浓茶、咖啡中含有的鞣酸会抑制人体对铁的吸收利用，因此在服用铁剂的时候，不要喝浓茶、咖啡、可乐等饮品。

四是避免与牛奶、钙剂同服，牛奶和钙剂等可抑制铁剂的吸收，肉类、果糖、氨基酸、脂肪可促进铁的吸收。

④中药治疗："有形之血不能速生"，"血虚"需要针对病因长时间进行调理，常用补血方主要有四物汤、当归补血汤和归脾汤等。

⑤对于胃肠道肿瘤而导致的营养元素吸收障碍、慢性失血、溶血性贫血和血液恶性肿瘤等疾病引起的贫血，一定要及时就医，在医生指导下针对病因进行治疗。

（3）贫血的预防

①远离贫血，从健康生活开始：摄入充足的蛋白质、铁、维生素和叶酸等营养素，有助于预防贫血的发生。

②注重饮食均衡：猪肝、血制品、红枣、豆类等食品，在一定程度上可以增加人体内铁的摄入量，预防缺铁性贫血的发生。如果出现了中度和重度的贫血，则需要在医生指导下通过口服铁剂等来补充铁元素。如果不注重饮食均衡，一味补充红枣、猪肝等食品，容易出现胆固醇和血糖升高等情况，得不偿失。

③避免出血：尽量避免出血，对于慢性溃疡引起的出血和月经过多，应及时寻找病因并积极治疗，以免出血过多引起贫血。

④定期体检：对于孕妇、老年人和慢性疾病患者等高危人群，定期体检可以及早发现和治疗贫血。

⑤青少年应纠正偏食问题，积极查、治寄生虫感染。

贫血非小事，切记要积极治疗，不要一味地相信食补，积极寻找病因和对症治疗才是上策。

13 糖尿病及其并发症，糖尿病并发症知多少？

今年 65 岁的李伯伯最近两年来总感觉眼睛看东西模糊，视线里一直有一团黑影，但家人认为这只是老年人常发生的白内障，去医院随时都能做的小手术，便一直没有在意。直到 2021 年 11 月李伯伯参加糖尿病筛查义诊活动时，意外地被诊断为 2 型糖尿病。当被告知如果再晚发现几个月，不继续控制血糖会有很大概率失明时，李伯伯惊出一身冷汗，后怕不已。幸运的是，李伯伯后续去医院经过专业的诊治，病情也逐渐得到了控制。

李伯伯之所以会觉得眼睛逐渐模糊，看不清东西，其实是因为他患上了糖尿病众多的慢性并发症中常见的一种微血管并发症——糖尿病视网膜病变。

糖尿病是因胰岛素分泌不足和 / 或利用障碍引起的一种以慢性高血糖为主要特点的代谢紊乱性疾病，常表现为多饮、多尿、多食和消瘦。我国目前 18 岁及以上成人每 10 人中就有 1 个糖尿病患者。可是有许多患者在确诊糖尿病之后，仍有"糖尿病嘛，没啥，就是血糖高点，也没啥不舒服""我想起来就吃点二甲双胍，有时也忘了""针我都打上了，多吃点也不要紧"的心态。直到有一天发现自己出现视物模糊、尿液中泡沫多、四肢麻木冷痛、足部有溃疡却迟迟不能愈合等症状，去医院检查发现自己进入了糖尿病并发症期。

作为累及全身的慢性病，糖尿病可引起的并发症有——

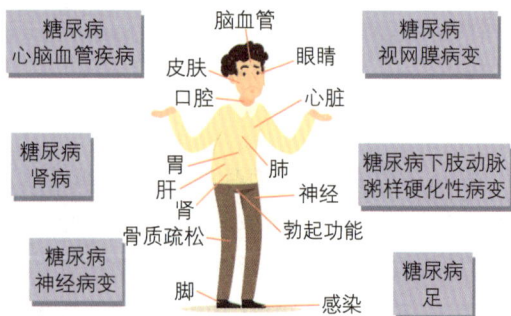

（1）糖尿病并发症分类

根据糖尿病并发症发病的急缓以及病理上的差异，可将其分为急性和慢性两大类。

①糖尿病急性并发症病因：包括糖尿病酮症酸中毒、高血糖高渗状态、乳酸性酸中毒等，其发病原因主要是由于胰岛素活性重度缺乏及升糖激素不适当升高，导致血糖过高，而引起糖、脂肪和蛋白质代谢紊乱，以致机体水、电解质和酸碱平衡失调。

②糖尿病慢性并发症病因：慢性并发症是糖尿病致残、致死的主要原因，主要包括：大血管并发症，如脑血管（脑卒中）、心血管（冠心病）和下肢血管（动脉粥样硬化）的病变等；微血管并发症，如肾脏病变和眼底病变；神经病变包括自主神经病变、远端对称性感觉运动性多发神经病变；糖尿病足。

（2）糖尿病并发症预警信号

糖尿病并发症是有预警信号的，并非无迹可寻，一起看看有哪些预警信号吧！

①眼前有块状的暗影漂浮物，类似蝌蚪、小球等，伴随视物有闪光感；视物重影，视物变形，下楼梯时感到吃力；视物恍惚，如有云烟；夜间视力下降尤为显著；眼睛能看到的范围较以前显著缩小，提示可能是糖尿病眼病。

②尿液中出现很多泡沫或者夜尿增加，眼睑及双下肢水肿等现象可能与尿微量白蛋白排泄增加有关，这是糖尿病肾病的早期表现，尿白蛋白／肌酐比值（UACR）在 30～300mg/g（或 24 小时尿蛋白定量在 30～300mg），称之为"早期糖尿病肾病"。这是个非常关键的时期，在这个阶段及时干预，患者病情有望得到逆转。

③四肢有手套、袜套样的感觉，或伴有麻、木、痛、乏力、冷感，提示可能发生糖尿病周围神经病变；便秘、腹泻交替出现，身体多汗、无汗或半身出汗，均提示可能发生糖尿病自主神经病变，是胃肠道功能紊乱所致。

④行走时有脚踩棉花感、间歇性跛行、足部皮肤变成紫红和干燥弹性差、脚趾出现溃疡、关节变形，可能出现糖尿病足；另外，如果精神萎靡、乏力明显、长期腹胀便秘、恶心呕吐、呼出气体带有烂苹果味，应当警惕糖尿病酮症酸中毒的可能。

如果能掌握这些预警信号，及时采取干预措施，对并发症的预防和治疗大有裨益。

（3）糖尿病进程

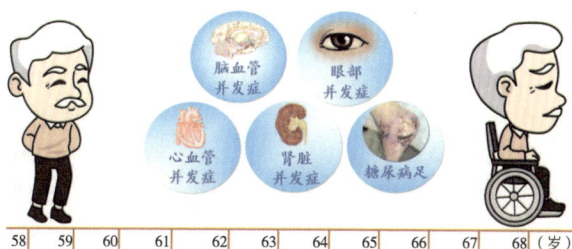

2 型糖尿病未控制状态下的自然进程图

（4）全面防治并发症

①定期监测血糖：血糖达标是糖尿病患者预防并发症的关键，一般为空腹血糖＜7mmol/L，餐后血糖＜10mmol/L，

HbA1c<7.0%。即使是血糖控制得很好的"糖友",也应该保持每周监测血糖2～4次,血糖波动很大或血糖过高的患者应该每日监测7次血糖,并及时找内分泌专科医生调整治疗。中医的辨证施治使得中药治疗糖尿病在改善症状、防治慢性并发症、改善机体状态等方面具有明显的优势。中医强调把糖尿病辨证分型,对症下药,全面调理。比如,针对气阴两虚型的2型糖尿病患者,中成药参芪降糖颗粒凭借益气养阴,滋脾补肾等功效,对防治并发症有独特的优势,还可用于已有并发症的糖尿病患者,帮助改善症状。

②定期筛查、全面评估:全面评估可以及时发现糖尿病并发症和合并症,并给予相应的治疗,从而延缓疾病进展,甚至有机会逆转早期的并发症。下方表是《中国2型糖尿病防治指南》推荐的糖尿病综合控制目标和常见检查的推荐频率。糖尿病患者除了日常进行自我血糖监测、血压测量和足部皮肤检查外,还需要每3～6个月在医院检查糖化血红蛋白,并且推荐至少每年1次的代谢指标及并发症评估。

中国2型糖尿病的综合控制目标

测量指标	目标值
毛细血管血糖(mmol/L)	
空腹	4.4～7.0
非空腹	< 10.0
糖化血红蛋白(%)	< 7.0
血压(mmHg)	< 130/80
总胆固醇(mmol/L)	< 4.5
高密度脂蛋白胆固醇(mmol/L)	
男性	> 1.0
女性	> 1.3
甘油三酯(mmol/L)	< 1.7

测量指标	目标值
低密度脂蛋白胆固醇（mmol/L）	
未合并动脉粥样硬化性心血管疾病	< 2.6
合并动脉粥样硬化性心血管疾病	< 1.8
体重指数（kg/m^2）	< 24.0

2 型糖尿病患者常见检查的推荐频率

	初诊	每次就诊	半年 1 次	1 年 1 次
问诊	√	√		
体检	√	√		
尿液	√			√
糖化血红蛋白	√		√	
肝功能	√			√
肾功能	√			√
血脂	√			√
超声	√			√
心电图	√			√
动态血压监测	√			√
眼底	√			√
神经病变	√			√

③合理饮食和运动，俗称"管住嘴、迈开腿"：管住嘴不是什么都不能吃，而是科学地选择食物。比如，用全谷类食物代替精米精面，用家禽和鱼肉代替红肉和加工肉类，用植物油、坚果代替人造黄油、油炸食品，用白开水和茶叶代替含糖饮料。同时，也要注意控制食盐摄入量，每人每天不超过 1 个啤酒瓶盖。

迈开腿是指每周至少 150 分钟的有氧运动，如快步走、骑自行车或游泳。此外，还可以做一些抗阻训练，锻炼肌肉的力量和耐力；也可以做一些融合站桩、八段锦、太极拳等中国传统锻炼功法的"心身桩"，通过调节"形、息、意"，发挥预防保健作用，可改善糖脂代谢，提高生活质量，且动作简单，易于坚持。除此以外，还需要注意戒烟限酒，纠正熬夜、久坐等不良生活习惯。

④调畅情志：通过太极拳等运动改善心理状态，五音（音乐）疗法、疏肝解郁类中药减轻抑郁、焦虑；配合中药代茶饮、针刺、推拿按摩、穴位治疗、辨证治疗等控制血糖。

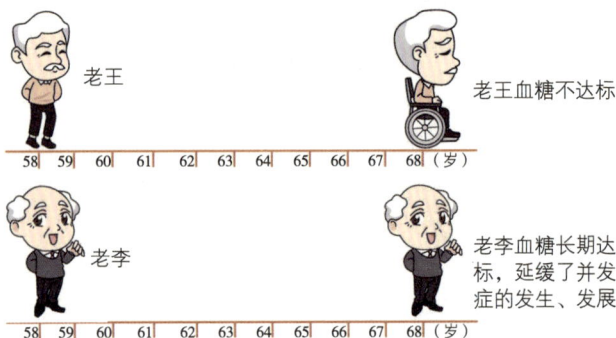

老王

老王血糖不达标

58　59　60　61　62　63　64　65　66　67　68（岁）

老李

老李血糖长期达标，延缓了并发症的发生、发展

58　59　60　61　62　63　64　65　66　67　68（岁）

14　体检查出肺结节、甲状腺结节、乳腺结节，应该如何处理？

（1）肺结节和肺癌有什么关系？

肺结节是指胸部 CT 检查时发现的局灶性、类圆形的肺部阴影，可单发和多发，当局部病灶直径 ≤ 3cm 时称为肺结节，当局部病灶直径 > 3cm 称为肺肿块，肺癌的可能性较大。体检发现的肺结节大部分为慢

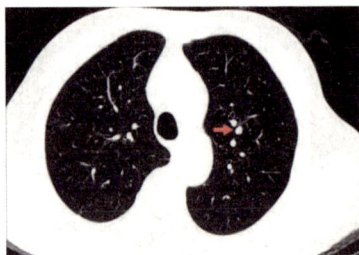

性炎症、淋巴结，少部分为结核、真菌感染，极少部分为良性肿瘤和早期肺癌，真正肺癌概率不到4%！

　　小于5mm的结节，称之为微小结节，一般是良性的，无需进行治疗，6～12个月复查一次CT即可，可在基层医院进行管理；5～10mm的结节，称之为小结节，建议专家阅片，并3个月做一次CT复查，可在有诊治经验的医院管理；对于超过10mm的结节，应尽早请有经验的专家明确诊断，以免诊断延迟、耽误治疗。如果结节边缘不光滑，有毛刺，则要考虑恶性可能，此时应及时到医院就诊，评估是否需要进行手术。

　　中医学认为，肺结节属于"肺积""积聚""积证"范畴，病位在肺、脾、肝、肾。现代医学认为肺结节与吸烟、体质虚弱、环境等因素相关，传统医学认为肺结节主要与外感六淫、七情内伤、饮食失当、劳逸过度及先天禀赋不足有关，其病机与"痰""瘀"密切相关。外邪、内伤等伤及脏腑，致使脏腑气机阻滞，气滞日久，津液不布，聚而为痰，血行受阻滞则成瘀。日久痰瘀互相凝结，侵及肺胸，痹阻肺络，而成结节。

　　研究发现，肺结节患者体质以气虚质、气郁质、阳虚质、阴虚质为主。肺结节早期并无明显症状，西医仅有手术可以进行干预治疗。而中医可以通过辨证论治，灵活运用中药、针灸等多种方式达到治疗的目的。治疗肺结节常用药有浙贝母、甘草、黄芪、夏枯草、牡蛎、当归、半夏、川芎、白芥子、茯苓、白术、丹参、郁金、瓜蒌等，起到豁痰、软坚散结、养血活血、清热解毒、益气扶正等功效。针刺法治疗肺结节主要以调理脏腑气血以及行气化痰活血化瘀为主，常取膻中、云门、中府、肺俞等穴位治疗。

　　（2）甲状腺结节

　　甲状腺结节是指甲状腺细胞在局部异常生长所引起的散在病变，主要病因有遗传、缺碘、正常甲状腺组织过度增生、辐射、甲状腺囊肿、甲状腺慢性炎症等，绝大多数甲状腺结节为良性，

5% ～ 15% 的甲状腺结节为恶性，即甲状腺癌。

　　绝大多数良性甲状腺结节不需要治疗，只需定期观察随访。对体积较大、造成压迫症状（吞咽困难、呼吸困难、声音嘶哑等）或影响美观的良性甲状腺结节，以及恶性结节采用手术治疗。

　　中医学认为，甲状腺结节属于"瘿瘤"范畴，瘿瘤的主要病理基础为气、痰、瘀三气壅结。长期生活压力大、性格急躁易怒、精神压抑焦虑，可能导致肝气郁结；高碘或低碘饮食，以

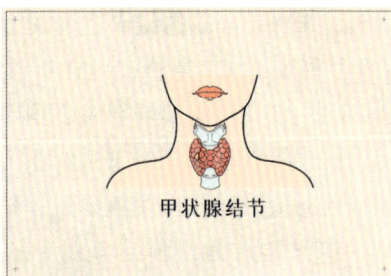
甲状腺结节

及食用肥甘厚腻食物，可能导致脾胃不和，出现痰湿内生；经常熬夜、身体气阴受损，或有慢性疾病血气亏虚，则易造成气滞血瘀。这些因素都可能与甲状腺结节的发生有关。中医治疗甲状腺结节主要采用早期调气、中期化痰、后期活血的方法，肝气郁滞者以逍遥散为基本方，胆气郁滞者以小柴胡汤为基本方，气机不调者以四逆散为基本方，常用药物有柴胡、香附、橘叶、郁金、紫苏叶、陈皮、枳壳、枳实等。

（3）乳腺结节

　　一般而言，临床可摸到的乳腺肿物称之为乳腺肿块，临床不可摸到而通过影像学发现的乳腺肿物称之为乳腺结节。绝大部分乳腺结节的病理活组织检查为良性病变，仅有 1% ～ 2% 是乳腺癌。

　　目前最常用的评估乳腺病灶良恶性程度与风险的主要方法是 BI-RADS 分级评估系统。BI-RADS 分级法将乳腺病变分为 0 ～ 6 级，一般而言，级别越高，恶性的可能性越大。

　　0 级：指评估不完全，需要补充其他相关影像检查，或需要结合以前的检查结果进行对比来进一步评估。

　　1 级：阴性结果，未发现异常病变。

2 级：良性病变，可基本排除恶性，定期复查即可。

3 级：可能是良性病变，恶性率一般 <2%，建议短期（一般 3～6 个月）随访。

4 级：可疑恶性病变，恶性可能性 3%～94%，建议活组织检查，进一步分级为 4A、4B 及 4C 共 3 类。4A：需要活组织检查，但恶性可能性较低（<10%）。如活组织检查良性结果可以信赖，转为半年随访。4B：倾向于恶性，恶性可能性为 10%～50%。4C：进一步疑为恶性，可能性 50%～94%。

5 级：高度可能恶性，几乎可以肯定，恶性可能性 ≥ 95%，应采取积极的诊断及处理。

6 级：已经过活组织检查证实为恶性的病变，应采取积极的治疗措施。

乳腺癌的两个发病高峰，第一个出现在 45～55 岁，另一个出现在 70～74 岁，并且诊断为乳腺癌的中位年龄有逐渐增大的趋势，结合乳腺癌发病趋势，>40 岁患者的乳腺结节应予警惕。

中医学称乳腺结节为"乳癖""乳核"，认为乳腺结节的发生与情绪有很大关系。可选择代茶饮或按摩方式，防止乳腺结节进展，如需服用中药，请在专业医师指导下正确用药。

代茶饮：陈皮、玫瑰花、橘叶。功效：散结，行气消肿。

按摩疗法：可选用太冲、少泽、血海等穴位，每天按揉至有些许酸麻胀痛（得气）即可。

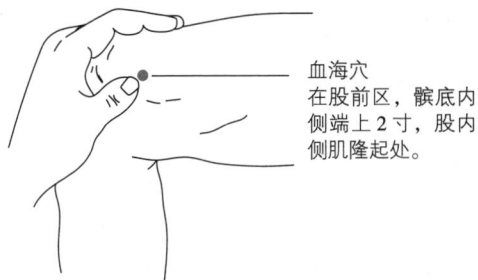

血海穴
在股前区，髌底内侧端上 2 寸，股内侧肌隆起处。

行间穴
在足背侧，第1、第2
趾间，皮肤深浅颜色
交界处。

太冲穴
在足背侧，第1、
第2跖骨间隙的
后方凹陷处。

少泽穴

小指末节尺侧，
距指甲角0.1寸。

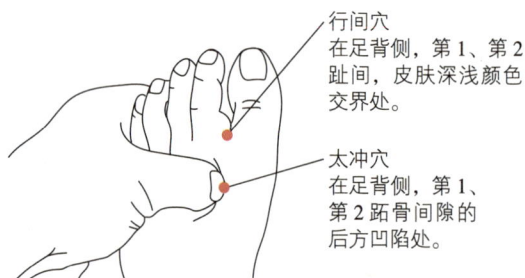

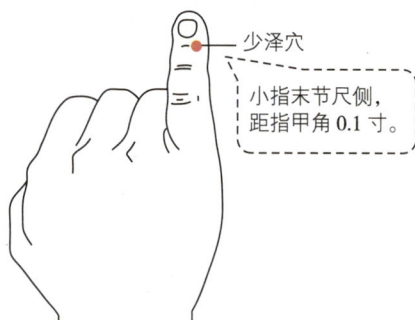

15 "痿病"后如何调护？

案例故事

　　张叔叔，48岁，最近疲乏无力，腰以下麻木、无力2个月，伴有双下肢行走障碍，眩晕耳鸣，汗出，舌咽干燥，声音嘶哑，小便频数。到医院后查MRI示：颈胸段脊髓信号异常，确诊为急性脊髓炎。在医院进行营养神经、激素、冲击波等治疗，治疗效果不够理想，于是寻求中医治疗。

　　中医诊断张叔叔为"痿证"。痿证是指肢体筋脉迟缓，软弱无力，日久因不能随意运动而致肌肉萎缩的一种病证，临床以下肢痿弱多见。痿证病变部位在筋脉肌肉，但根源在于五脏虚损。精血津液亏损，五脏受损，筋脉肌肉失养，以致肌肉软弱无力，消瘦枯萎，导致成痿证。

张叔叔起病缓慢，渐渐出现肢体痿软无力，腰膝酸软，不能久立，伴有眩晕耳鸣，舌咽干燥等症状，并舌红少苔，脉沉细数。是因为内伤所导致，脾胃虚弱，肝肾亏损，气血阴精亏耗。脾胃为后天之本，肝肾的精血来源于脾胃的生化，脾胃健运，才能充养肢体筋脉，有助于痿病的康复。在痿病治疗上应重视扶正补虚、滋养肝肾、调理脾胃。

"痿病"在药物干预的同时，可从以下几点进行调护：①痿证患者可适当进行针灸或温阳艾灸，缓解肌肉萎缩或肌肉无力症状。②要保持积极乐观情绪，避免出现焦虑、烦躁、悲观等不良情绪刺激。③保持生活作息规律，劳逸结合，避免过度劳累。④合理健康饮食，避免过度油腻、辛辣刺激、肥甘厚腻类食物，戒烟、限酒，多食用新鲜的水果和蔬菜，多摄入蛋白质含量丰富的食物，促进肌肉生长。

16 月经不调

案例故事

明明每个月总有那么几天很难熬，就是"大姨妈"到访的日子，既怕它来，又怕它乱来。每次来之前明明都会爆一脸痘痘，来的时候痛得死去活来，没有止痛药就下不了床。她的室友们同样也被"大姨妈"困扰，一个室友总是淋漓不尽，半月不止，另外一个室友两三个月不来，这到底是怎么回事呢？

明明和室友的表现都属于中医学"月经不调"范畴。

月经，是女性健康的"晴雨表"，可以反映女性的脏腑、经络、气血的功能状态。月经不调是以月经的周期、经期、经量、经色、经质等发生异常为特征的一类疾病，临床常见为月经先期、月经后期、月经量少、月经量多、月经不止等表现。由于现代人类生存环境、生活习惯、饮食结构的改变，月经不调多出现寒热错杂证。

（1）现代女性月经不调多由于以下原因

①先天禀赋不足，体质原因所致寒热是月经不调的最基础原因。若素体虚寒，体质为阳虚质者，易出现手脚冰凉、痛经、月经后期，甚或月经2～3个月一行之表现。阴虚质及血瘀质者则易化热，出现月经先期表现。

②外感寒邪，素体虚弱，直入胞宫致寒。现代女性冬季穿着偏少，腹部保暖不佳。夏季天气炎热，喜空调冷饮，致寒邪入里，直中胞宫，行经之时出现月经后期或痛经。

③饮食偏好。年轻人易贪凉，致脾胃虚寒，气血生化不足而致胞宫寒凉，月经失调。过食甜腻辛辣之物，内生痰湿，阻滞冲任，导致月经失调。

④肝郁气滞日久易形成郁热。现代女性在相夫教子的同时仍有繁忙的工作，工作、家庭压力、性生活不和谐所致肝气不舒，肝郁气滞日久化瘀生热，致冲任二脉热盛，多出现月经先期、先后不定期、月经量多或痛经表现。

⑤近绝经期、阴血亏虚所致虚热内生。妇女近更年期，肾阴不足，或久病失血伤阴，或产后阴血亏虚，虚火内生，热扰冲任，则出现经血先行。

（2）在日常生活中，要注意调养

①调摄情志，尽量保持一个平和、愉悦的心情，避免精神刺激。

②适当锻炼，增强体质，可缓解压力。

③饮食要均衡和多样化，避免过度寒凉辛辣油腻之物。

④注意经期卫生，合理增减衣物。

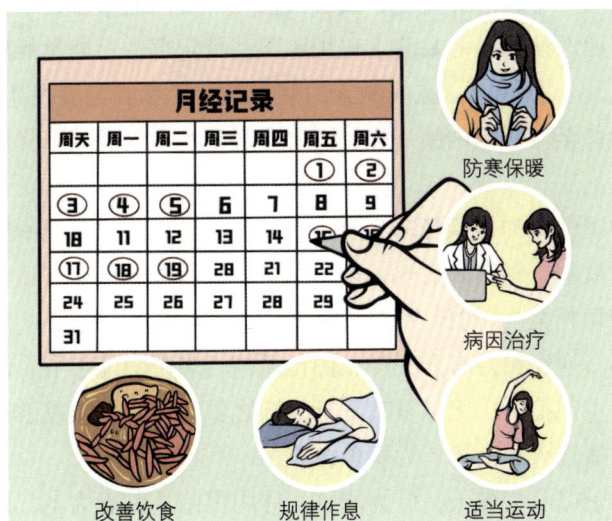

月经记录

防寒保暖

病因治疗

改善饮食　　规律作息　　适当运动

17 ▶ 倒经的中医观点

经常会有一些青春期女性，到了月经要来的日子，经血很少甚至没有月经，反之开始发生鼻腔出血或吐血现象，随月经周期规律性出现。这种现象在临床并不少见，中医称之为倒经。倒经是指每逢经行前后或正值经期，出现有规律的吐血或衄血，并伴随月经周期作止，亦称"经行吐衄""逆经"或"错经"。《叶氏女科证治·逆经》中就有"经不往下行，而从口鼻中出，名曰逆经"的记载。

该病相当于西医的代偿性月经，女性在月经来潮时，会出现口中咯血、鼻腔出血，甚至外耳道流血、眼结膜出血、便血等不适，俗称"倒经"。代偿性月经常发生在鼻黏膜以及眼睑、外耳道、皮肤、胃肠道、乳腺、膀胱等处。重者可表现只有代偿性月经而没有正常的月经流出，或者代偿性月经出血量多，子宫出血量少。西医认为是鼻黏膜上皮细胞某些特定部位对卵巢雌激素水平的变化十分敏感，在雌激素的刺激下，使鼻腔黏膜发生充血、肿胀，甚至像子宫内膜一样，随着雌激素水平的骤然下降而发生周期性出血。

中医学认为，倒经多为血热而冲气上逆，迫血妄行所致。因为气为血帅，气热则血热，气逆则血逆，而血热气逆多认为与肝肺胃密切相关。《沈氏女科辑要笺正·月事异常》有云："倒经一证，亦曰逆经，乃有升无降，倒行逆施，多由阴虚于下，阳反上冲，非重剂抑降，无以复其下行为顺之常，甚者且须攻破，方能顺降。盖气火之上扬，为病最急。"

女子以肝为先天，肝为刚脏，体阴用阳，以血为本，以气为用，主藏血而司血海，与胞宫、冲任两脉息息相关。经前期血海充盈，冲气旺盛，月经靠着冲气的推动而外排，而足厥阴肝经上过颠顶，冲脉附于肝，如果素体肝郁，郁而化热，冲气即可随肝火上炎，气逆血乱，血随气升，故上逆而为吐衄。正如《类证治裁》所言"按月倒经，血出鼻口，此由肝火上迫，不循常道"。

肺为娇脏，易被邪侵，肺主宣发肃降，若肝火上炎，气火循经犯肺，肺受火灼，气机上逆，火灼肺络，络伤血溢，在经期可发为吐衄。肺肾阴液互相滋养，肺津敷布以滋肾，肾精上滋以养肺，亦即"金水相生"。若肾阴亏虚失其濡养，相火偏旺，虚火内蒸，阴虚内热，以致肺阴不足，虚热内生，宣发肃降失职，经行时冲气旺盛，气火上逆，灼伤肺络，络损血溢，亦可发为吐衄。

胃为阳明，多气多血，若平素嗜食辛辣刺激之物，胃热炽盛，火热之气上迫，灼络出血，发于女性经期冲任不稳时，可见鼻衄、齿衄、吐血等，血色鲜红、量较多。《竹林寺女科·经逆上行》载："经逆上行，经从口出，此因过食椒姜热毒之物，其血乱行。急服犀角地黄汤数剂立效。"

中医妇科专家朱南山认为"治经先治肝，肝疏经自调"。治疗要以"热者清之、逆者平之"为原则，以清热降逆、引血下行为主。分清病位不同：在肝者宜疏肝行气；在肺肾者滋肾润肺；在胃者应清胃泻火。用药方面，当急则治其标，可给予纱布条涂白及粉、血余炭、乌贼骨粉填塞鼻腔，以期快速止血。无论何种证型均应加善治经产诸疾、引血下行之牛膝。此外，注意不可过用苦寒克伐之剂，以免耗伤气血。临床注意辨证施治，倒经是能够治愈的。

此外，倒经患者平时要注意生活规律，心情愉快，在月经期间避免剧烈运动和精神刺激，忌服辛辣刺激之品。

18 ▶ 多囊的中医看法

中医古籍中并无"多囊卵巢综合征"病名的记载，但根据其月经稀发、闭经和无排卵等临床症状，可归于"月经后期""闭经""崩漏""不孕"。医家喻嘉言在其著作《寓意草》中描述了窠囊："至于窠囊之痰，如蜂子之穴于房中，如莲子之嵌于蓬内……"此关于窠囊似蜂房、似莲蓬的形态描述与卵巢多囊样变相似，可能是我国古代医学文献中关于多囊卵巢综合征的最早记载。

女子经、孕、产、乳均以血为用，并受肾－天癸－冲任－胞宫生殖轴的调控。女子以肝为先天，肝藏血，肾主生殖，为先天之本，肾藏精，精血藏泄，产生月经。天癸至，任脉通，月经才可按时而至。肾虚精血亏虚，血海没有如期满溢，天癸未至，卵子不能生长而导致不孕；肾虚及脾，出生后的所有生命活动都在后天的脾胃中摄取营养，提供能量，脾为气血产生的源头，脾虚气血生化不足，血海空虚可致月经的经量少、经期变长；肝肾同源，肝藏血，主疏泄，肝郁会影响其疏泄的功能，从而引起痰湿阻塞胞宫，不能受孕。

对于多囊卵巢综合征患者，中医学认为痰浊瘀血可能是其发病的一个重要因素。痰浊瘀血可以阻碍卵巢的正常功能，导致卵泡发育不畅，形成多个小囊肿。此外，痰浊瘀血还可能导致内分泌失调，进一步加重病情。多囊卵巢综合征患者多形体肥胖，肥人多痰湿，痰之本为水，源于肾；痰之动湿也，主于脾。脏腑功能失调引起水液代谢失司，水液、精气难以布散，成湿成痰，进而阻滞气机，导致冲任不通，月事不调，难以受孕。此外，久病多瘀，瘀乃血液凝滞。而女子以血为本，冲任通盛，血海充盈，气血不绝，方能顺利排卵；若瘀血阻滞，冲任不畅，血海不能如期满溢，或血不得下，或血不归经而妄行，瘀而不通，随之引起月经紊乱、不孕诸症。

中西医结合治疗是近年来多囊卵巢综合征所致不孕症治疗的研究热点。治疗上总体围绕调节肾－天癸－冲任－胞宫轴，结合现代医学下丘脑－垂体－卵巢轴的调控，辨证论治，使机体恢复正常功能，采用中药调整月经周期、针药并用促排卵和中西医结合等方法。中药治疗根据女性生理变化的不同时期，将辨证论治与中药调整月经周期灵活地结合起来，从而改善卵巢功能，恢复月经正常周期。针灸治疗本病的发生发展主要与肝、脾、肾三脏密切相关，可选择位于足太阳膀胱经的第一侧线的肝俞穴、脾俞穴、肾俞穴。其通过离、入、出、合，接收和输送各经络的经气，通过经气相互汇合和交叉，将五脏六腑的气输送到足太阳膀胱经络。局部可近取子宫、关元等穴位，远端可取三阴交、丰隆、足三里等穴位，配合取穴起到疏肝理气、补肾调冲和健脾化湿的作用，改善患者身体状态，促进排卵。

冲脉、任脉、督脉皆起于胞宫，同出于会阴，与女子生长、发育及生殖关系密切，故针灸治疗多囊卵巢综合征常从冲脉、任脉、督脉取穴，如中脘、命门、关元、中极等穴位。中医治疗多囊卵巢综合征时通常会采用一些具有化痰祛湿、活血化瘀作用的中药方剂。常用的中药有茯苓、白术、当归、川芎等。这些药物可以帮助清除体内的痰湿和瘀血，促进气血运行畅通，从而改善卵巢功能，缓解症状。

19 更年期综合征烦烦烦！是不是更年期到了？

更年期综合征是指妇女在绝经前后（多在 40 ～ 65 岁），由于卵巢功能衰退引起的一系列以自主神经系统功能紊乱为主，伴有神经心理症状的一组症候群，又称"围绝经期综合征"，中医称之为"经断前后诸证""绝经前后诸证"。临床表现见下表。

更年期综合征临床表现

症状汇总	
月经改变	月经紊乱，如月经先期，量多或少，经期延长，崩漏，或月经后期，闭经
血管舒缩症状	烘热汗出，眩晕，心悸等
精神神经症状	烦躁易怒，情绪抑郁，失眠多梦，健忘多疑等
泌尿生殖系统症状	绝经后期可出现尿频尿急或尿失禁，阴道干涩，灼热，阴痒，性交疼痛，易反复发作膀胱炎等
皮肤症状	皮肤干燥，瘙痒，感觉异常，或有蚁行感等
骨、关节肌肉症状	绝经后期可出现肌肉、关节疼痛，腰背、足跟酸痛，易骨折等

体征汇总

妇科检查绝经后期可见外阴及阴道萎缩，阴道分泌物减少，阴道皱襞消失，宫颈、子宫可有萎缩等

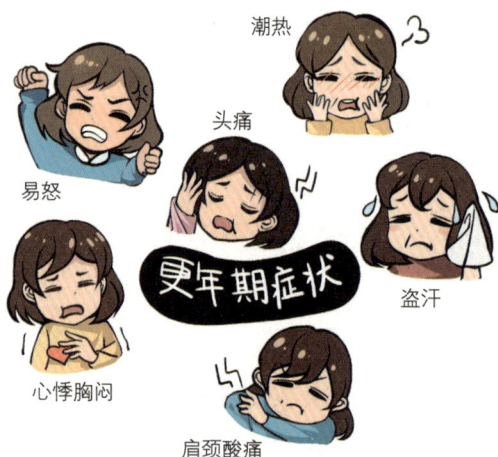

西医目前对于围绝经期综合征的治疗以激素疗法为主，例如雌激素、孕激素、雌孕激素复方制剂，具体应用方案包括周期序贯法、连续序贯法、连续联合法等。该疗法有严格的适应证和禁忌证，一定要在专科医生的评估和指导下用药。此外，应该注意激素疗法的副作用及危害，如子宫出血、乳房肿胀、冠心病、卒中和乳腺癌风险增高等。

中医学认为本病以肾虚为本，常影响心、肝、脾等脏腑，或有水湿、痰浊、瘀血等兼夹证。治疗原则是调理肾中阴阳。对于肝肾阴虚证者滋养肝肾，育阴潜阳，方药可选用杞菊地黄丸加减；对于肾虚肝郁证者滋肾养阴，疏肝解郁，方药可选用一贯煎加减；对于心肾不交证者滋阴降火，补肾宁心，方药可选用天王补心丹加减；对于肾阴阳两虚者补肾调补冲任，方药可选用二仙

汤合二至丸加减。临床常用中成药有杞菊地黄丸、坤宝丸、坤泰胶囊、龙凤宝胶囊等。

本病调摄养护建议如下。

（1）多吃富含钙、维生素 D 和优质蛋白的食物，以预防绝经后骨质疏松和肌肉减少。

（2）多吃水果和蔬菜，达到并保持健康的体重，这有助于缓解不适症状，降低更年期综合征患者心脏病和糖尿病等疾病的风险。

（3）喝足够的水（每日不少于 1500mL）。

（4）避免刺激性食物，如咖啡、酒精、高糖、高油、高脂或辛辣食物。

（5）坚持规律运动，有助于提高新陈代谢水平，减少压力，促进睡眠。

20 不育症

世界卫生组织规定，育龄夫妇有规律性生活 1 年以上，未采用任何避孕措施，由于男方因素造成女性无法自然受孕者，称为男性不育症。调查显示，近年来男女双方导致不孕不育的原因，男方因素占比可达到 2/5，男女双方因素占比可达到 3/10。由于环境、饮食、生活习惯等因素的改变，男性精子质量总体呈下降趋势，男性因素导致的不孕不育占比呈上升趋势。

在治疗不孕不育的过程中，双方都要进行生育能力评估的检查，一般建议男方优先进行检查。男性精液检查简单方便，无伤害性，相对而言，女性检查项目不仅繁多，而且在接受检查时还需要配合月经周期。

中医学将男性不育归为肾阳不足、肾阴亏虚、肾精亏虚、气血亏虚、肝郁脾虚、湿热扰精、痰阻精室和血脉瘀阻八种证型。虚证导致的不育可在医生的指导下，内服进补类汤药。如常见的肾精亏虚证，除精液减少，甚至无精子外，还会有耳聋耳鸣、健忘、阳痿等症状出现，常用黄精、枸杞等补益肾精之药；实证中常见的湿热扰精证，表现为精液黄稠，口干口苦、小便赤热、大便秘结，多用车前草、黄柏、苍术等祛湿清热，另外还要注意局部卫生。不管何种情况，都需要在中医辨证下进行治疗，切不可听信偏方谣传，损伤肝肾。

除了服用医师的药物治疗之外，日常生活中需要注意以下几点。

（1）在适当的年龄生育。一个 30 岁女性的生育能力仅仅是 25 岁女性的 50%，男性从事一些高风险、高污染工作，包括有一些家族问题，建议早点要孩子。

（2）在一些其他疾病治疗方面，要注意保护生育功能。比如小孩有腮腺炎，如果不及时治疗，会带来成年后睾丸功能下降，精子成活率降低，精液数量减少等影响。

（3）改善工作环境。注意高温作业防护，远离高压输电线和磁场，注意 X 线／放疗／微波危害。

（4）不穿紧身裤，少泡热水澡，避免蒸桑拿，忌过度手淫。

（5）适当体育锻炼，房事有度，保证睡眠，养成良好生活习惯。

（6）不宜食用辛辣刺激油腻食物，忌吸烟酗酒。

（7）调畅情志，保持心情愉快。紧张、压力、焦虑的情绪会损伤精子质量。

建议早一点把自己的一些不良的生活方式和习惯调整过来，生育一个健康的宝宝。

21 ▶ 不孕症

案例故事

小敏结婚1年多了，一直没见肚子大起来，婆婆暗示想让她去查一查，小区里的婆婆妈妈们更是在背后窃窃私语，让小敏心里十分不悦。去了知名妇产科医院检查，结果也没有什么问题，后经人介绍去看中医。中医询问得知小敏近半年来月经总是推迟，不但量很少，而且颜色比较淡，经常感觉腰膝酸冷，大便不成形，小便清长。小敏服用温补肾阳、养血益气的中药3个月后，月经恢复正常。继续服用中药调理半年，小敏终于怀孕，一家人高兴坏了。

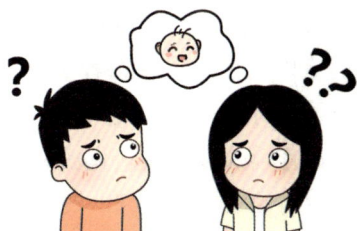

不孕症是指育龄夫妇有正常性生活，未采取任何避孕措施，同居1年从未妊娠的情况，发生率为10%～15%。据世界卫生组织预测，21世纪不孕不育将成为仅次于肿瘤和心脑血管病的第三大疾病。西医认为女性不孕的主要因素是输卵管因素和排卵障碍，各占40%左右；其他因素包括子宫因素、宫颈因素、免疫因素等约占10%；不明原因约占10%。

中医学认为肾主生殖，重视调补肾阴肾阳以助孕。卵巢储备能力下降、卵巢早衰的患者多属肾阴不足，亦常伴有肝郁或血瘀；而多囊卵巢综合征患者往往有痰湿或肝火旺的证候，亦常有脾肾虚弱的情况，可以通过调补肾气，平衡阴阳，以促排卵。案例中小敏的情况就是肾阳虚的典型表现。用药期间配合测定基础体温，监测排卵，并在排卵期前后行房事，多能收到满意效果。

另外，部分患者是由于输卵管因素或盆腔因素而导致不孕，在进行腹腔镜或宫腔镜联合腹腔镜治疗手术后，仍可再次发生粘连而难以受孕。这些患者多有痛经、白带多、黄稠，下腹胀痛、肛门坠胀等症状，中医辨证多属于气滞血瘀、湿热蕴结或肝郁气滞，治疗以疏通气血、化瘀通络为主，并依据血瘀成因，分别予以理气行滞、温经散寒、补肾温阳、健脾益气、清热凉血、化痰除湿之品。内服中药配合保留灌肠或外敷下腹部，有助于粘连的吸收。免疫性不孕多有不同程度的肾阳虚或阴虚火旺，此乃病之本；而热灼精血，精血凝集，瘀血内结胞中，则是病之标。主要治则为滋肾补肾，活血化瘀。对于阳气不足者以补肾气温肾阳，阴精不足者以滋养肾精，兼夹血瘀者活血化瘀，达到助孕目的。

在日常生活方面，要注意以下几点。

（1）忌烟酒，少食或不食辛辣刺激、冷冻之物。

（2）穿衣适度，避免寒气入侵。

（3）适度运动。

（4）保持乐观的情绪。长期精神焦虑或者紧张不利于排卵。

五、抗老防衰的核心

01 病了还是老了？

案例故事

　　王大爷今年快70岁了，每天早晨喜欢在公园里散步，但最近他发现自己走路的速度明显变慢了，还常常觉得腰酸背痛，手脚不灵活，经常感到疲倦。王大爷心里总觉得不安，担心自己可能得了什么疾病。于是去医院检查了一番，医院给出了30余个诊断，包括骨质疏松、骨量减少、高血压、血脂异常等。医生安慰他说这些都是年纪大了的常见情况，然而，面对开的一堆药，王大爷陷入了困惑……

　　随着时间的推移，人体会随着年龄的增长而发生各种变化，因此，人们也常常会面临一个困惑：是身体出了问题，还是仅仅因为老了而感觉不适？

　　从行走缓慢到记忆力减退，从睡眠质量下降到老年疲劳，这些都是老年人常见的健康问题。有些人会将这些症状归咎于疾病，但在中医的视角下，人的生命活动与自然规律息息相关。随着年龄增长，人体的脏腑功能会逐渐衰退，身体里的气血会慢慢衰减，气血的运行自然也会变得缓慢。因此，老年人常常会出现各种身体不适，但这并非都是疾病，而更多是人体生理衰老的自然表现。

气血在中医理论中被视为维持生命活动的基本物质。随着年龄的增长，气血阴阳的衰减，人体的机能开始逐渐减弱，人的精神状态也会随之发生变化。一些老年人可能会感到记忆力下降、情绪波动以及乏力等。在中医看来，这都是人体的正常自然反应。《黄帝内经》中提到女子"七七，任脉虚，太冲脉衰少，天癸竭，地道不通，故形坏而无子也"，男子"八八，天癸竭，精少，肾脏衰，形体皆极则齿发去"。也就是说，女子到了四十九岁，男子到了六十四岁，就会出现衰老的迹象，比如头发变白，牙齿脱落，肌肉松弛，生殖功能衰退等。这是因为肾气逐渐衰竭，气血逐渐枯竭，脏腑功能逐渐减退所导致的。因此，应当以一种更为宽容和理解的态度来看待这些身体变化。

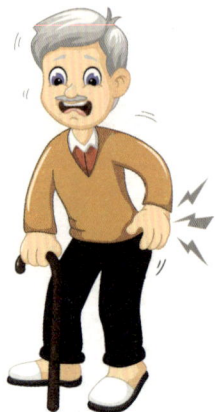

此外，人体内部存在着复杂的经络系统，随着年龄的增长，气血衰减，经络可能会受到阻塞，导致运行不畅，进而也会引发一系列身体不适，通常表现为慢性疼痛和关节僵硬等症状。这种现象是年老过程中气血衰减、流动减缓的自然结果，西医称为"退行性疾病"。中医强调对人身体状况的整体把握和调理，随着年龄增长，身体的一些退行性变化是正常的生理现象，而并不是疾病。因此，在面对这些症状时，不必过分担心，更不能盲目用药，甚至相信一些网络上的虚假宣传。

想根治退行性疾病，当下的医学能力还不能做到，但仍可以通过合理的饮食起居，延缓衰老。在中医看来，首先饮食要有节制，不可过饥过饱，五味要调和，不可有所偏嗜。起居要有规律，不可过劳过逸，要适应四时气候的变化，按时起卧。情志要

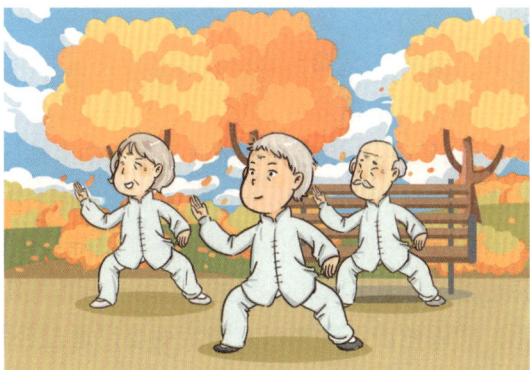

舒畅，不可过度喜怒哀乐，要保持平和的心态。此外，适当的运动必不可少，如太极拳、气功等，以及经常按摩搓揉患处，都可以促进气血流通，改善关节僵硬，缓解疼痛。通过适当的运动、保持良好的心态、规律饮食作息进行日常调理，可以有效地延缓衰老过程，提升生活质量。记住，年老是一种自然过程，正确的态度和生活方式能够帮助我们更好地应对。

02 "难以呼吸的痛"
——慢性阻塞性肺疾病

呼吸对于健康人而言，是再简单不过的一件事。但慢性阻塞性肺疾病患者却经常体会到"难以呼吸的痛"："稍微活动甚至一动不动就喘不上气，有时晚上睡觉都感觉呼吸困难；吃饭咳，睡觉咳，春夏秋冬不间断，年年憋闷反复来。"

慢性阻塞性肺疾病简称慢阻肺，是一种以持续呼吸道症状和气流受限为特征的慢性气道和肺疾病。其病因与吸烟、PM2.5、生物燃料所产生的烟雾和烹调油烟、职业粉尘和环境污染、反复呼吸道感染、遗传及过敏因素、免疫功能降低、自主神经功能失调、肺发育不良等有关。该疾病的诊断主要依靠症状（呼吸急促、慢性咳嗽、咳痰）、危险因素、肺功能检查。

西医治疗包括应用糖皮质激素、支气管扩张剂，急性期适当给予抗生素、氧气吸入治疗和机械通气等。中医学认为，慢阻肺属于"肺胀"范畴，病因多由于正气虚损，痰瘀内阻，肺管不利，肺气壅滞，气道不畅，胸闷胀满，不能敛降，可见虚、痰、瘀贯穿疾病始终。早期多以气虚为主，逐渐迁延致气阴两虚，最终阴损及阳，阴阳两虚。中医药在稳定期可以通过补肺、健脾、益肾、祛瘀、化痰改善临床症状。对于易感冒，自汗恶风，面色白（肺气虚证）者，可选用玉屏风颗粒；对于咳嗽气短喘息，神疲乏力，腰膝酸软（肺肾气虚证）者，可使用百令胶囊或金水宝；对于咳嗽喘息，心悸气短，肢冷乏力，腰膝酸软，口唇紫绀，舌淡苔白或舌紫暗（气虚血瘀证）者，可选用补肺活血胶囊；对于痰多色白，畏寒肢冷，舌淡胖，苔白（脾肾阳虚，痰饮阻肺证）者，可使用痰饮丸；对于咳嗽喘息，痰黄，舌红苔黄（痰热壅肺证）者，可使用丹龙口服液。此外，在专业医生的指导下选择三伏贴、膏方调养等，疗效将事半功倍。

除了规律的使用治疗药物以外，日常生活中需要注意以下几个方面。

（1）祛除危险因素，即戒烟戒酒，远离油烟刺激和职业粉尘、空气污染等。

（2）注重康复锻炼，包括：慢跑；中医传统功法如打太极、八段锦或五禽戏；呼吸锻炼即缩唇呼吸、腹式呼吸、呼吸肌锻炼等。具体应在专业医师指导下确定适合自己的运动方式和频率、强度，再坚持规律锻炼。

（3）合理的饮食调护。慢阻肺患者应少食多餐，以防止饱食后加重呼吸困难，可将每天3顿正餐变为5次少量进食；多吃易消化吸收的食物，不吃过于寒凉或过于辛热的食物；多吃富含优质蛋白的食物，适当少吃淀粉，防止精制米面食物在体内彻底氧化后产生更多的二氧化碳，加重肺负担。

（4）避风保暖，患者应及时增减衣物，外出佩戴口罩，预防外感和急性加重等。

03 老年人为什么总会出现便秘？

案例故事

张大爷,81岁,因便秘来中医科就诊,既往患有高血压、冠心病。张大爷自诉平时服用芦荟胶囊,可有效缓解便秘。近一个月来,芦荟胶囊疗效变差,便秘较为严重。芦荟胶囊是寒凉性质的通便药,尤其对于老年人,不适合久服。医生为张大爷开了现配的中药免煎颗粒,三天后复诊,张大爷神情轻松,说这几天大便很顺畅,睡眠好多了,小便也好转了。便秘作为常见病,医生不建议长期服用寒凉的通便药,如大黄、番泻叶、芦荟胶囊、一清胶囊、香丹清等,还需要辨证论治,从根本上解决导致便秘的问题,调理便秘的体质。

老年人便秘是一种消化道功能性疾病,表现为排泄功能紊乱。其病因十分复杂,但主要与老龄化带来的机体和功能改变相关。在自然老年化过程中,消化道发生系列病理生理的功能退行性改变,这是老年人诸多消化道动力障碍性疾病发生、发展的基础。结肠动力异常是导致老年人慢传输型便秘的最重要原因,约占65%。老年人便秘多以排便不满意、便次减少、排出障碍为主要症状。

中医学认为,便秘是大便秘结不通,排便时间延长或欲大便而艰涩不畅的一种病证。在我国古代医学中便秘有很多的名称,比如"大便难""后不利""脾约""闭""阴结""阳结""大便秘""大便燥结""肠结"等，而便秘的中医治疗要根据不同类型而定，不同的便秘类型要用不同的方法。根据中医辨证，便秘主要分为实热便秘、阴虚便秘、阳虚便秘、气滞便秘、气虚便秘、血虚便秘。根据每个患者的具体情况，专业的中医医生会给予个性化的方案，同时可以配合食疗法、涌泉敷药法、自我按摩法、穴位按压法等多种中医的方法治疗老年人便秘。

那么，在平时生活中老年人便秘如何防护呢？下面介绍三种中医调理方法。

第一，饮食疗法。中医调理便秘最常用的方法就是饮食疗法。平时一定要记得多吃水果和蔬菜，每天都应该摄入足够量的蔬果，包括黄瓜、西红柿、萝卜、菠菜、白菜等。同时还应该多吃一些富含粗纤维的食物，可以更好地刺激肠道平滑肌收缩，促进肠道蠕动，有利于大便顺利排出。长期便秘的情况下，还应该养成多喝水的习惯，最好以白开水为主。每天早上起床后空腹喝一杯温开水或者淡盐水，都能有效缓解便秘的问题。

第二，运动疗法。运动对于健康而言至关重要，坚持体育锻炼可以更好地提高自身的抗病能力，同时还能促进肠道蠕动。对于老年人而言，不建议大家平时进行剧烈运动，可以选择一些低强度的有氧运动，包括散步、慢跑、太极等。运动过程中可以提高结肠张力，增加肠道蠕动，同时还能对肠道起到一定的自我按摩作用。

第三，按摩疗法。穴位按摩也能起到促进排便的作用，可以在大便的时候用手指指腹用力按压左侧天枢穴，直到局部有明显的酸胀感为止。按压10秒钟左右就会有明显便意，之后再通过屏气来增加腹腔压力，这样便能顺利排便。

很多老年人会受到便秘的困扰，如果不能正常排便，就会导致肠道中积存大量的粪便和垃圾，久而久之便会损害肠道健康，因此，大家一定不能疏忽大意。生活中一定要加强个人饮食管理，适当增强体育锻炼，可以起到预防和改善便秘的作用。

04 慢性腹泻

腹泻是个常见病，俗称"拉肚子"，中医学称为泄泻。慢性腹泻是指大便次数增多，粪便不成形，稀烂、溏薄，甚至为稀水样粪便，病程持续超过 2 个月者。腹泻在中医上可由湿热，脾胃虚弱，肝郁脾虚等因素引起。湿热泄泻是由于饮食不当、气候变化等原因导致肠道湿热，引起腹泻的一种病证。此时大便呈黄色，质稠，有臭味，常伴有腹痛、口渴、舌苔厚腻等症状。脾胃虚弱型泄泻是指脾胃功能失调，消化不良，食积滞留，导致肠道积滞，引起腹泻的一种病证。此时大便呈稀泻，色黄，常伴有腹胀、食欲不振、舌质淡白等症状。肝郁脾虚型泄泻是指肝气郁结，影响脾胃运化，导致肠道功能紊乱，引起腹泻的一种病证。此时大便呈稀泻，色黄，常伴有腹痛、烦躁易怒、口干舌燥等症状。除以上相对常见的原因之外，还有其他可能的原因，比如感染性腹泻、肠道寄生虫感染等。若症状严重或持续时间较长，建议及时就医。

中医采用辨证论治的方法治疗腹泻，可以改善患者的脾胃运化功能，患者腹痛、腹泻等症状也会很快缓解。脾虚泄泻：因稍进油腻食物或饮食稍多，大便次数即明显增多而发生泄泻，伴有不消化食物，大便时泻时溏，迁延反复，饮食减少，食后脘闷不舒，面色萎黄，神疲倦怠，舌淡苔白，脉细弱。治法：健脾益气，和胃渗湿。方药：参苓白术散。肾虚泄泻：黎明之前脐腹作痛，肠鸣即泻，泻下完谷，泻后即安，小腹冷痛，形寒肢冷，腰膝酸软，舌淡苔白，脉细弱。治法：温补脾肾，固涩止泻。方药：四神丸。肝郁泄泻：每逢抑郁恼怒，或情绪紧张之时，即发生腹痛泄泻，腹中雷鸣，攻窜作痛，腹痛即泻，泻后痛减，矢气频作，胸胁胀闷，嗳气食少，舌淡，脉弦。治法：抑肝扶脾，调中止泻。方药：痛泻要方。

此外，腹泻患者还可以采取针灸疗法，脾虚时可以选择补法针刺足太阴脾经穴位，如三阴交、腹结、食窦等，可以疏通经络、强健脾气等。湿热向下倾注时则可以选择足少阴三焦经的穴位，如八髎、中脘、阴陵泉等，可以调节阴阳平衡，改善腹泻。也可以按摩、推拿上述穴位，同样能起到辅助治疗作用。若是湿邪较重引起的腹泻，患者可以艾灸天枢、足三里等穴位，促进机体正气恢复，调和脾胃，散寒祛湿，调节机体脏腑的功能，有助于改善腹泻。也可以在医生指导下用艾草泡脚、擦拭身体等，减轻腹泻症状。腹泻程度严重时，排便次数多或出现水样便，可以在医生指导下使用盐酸洛哌丁胺胶囊、蒙脱石散等止泻药。注意肛门及周围组织护理，排便后可用湿巾、温开水等清洁，避免局部红肿、糜烂等。

在生活中应当多饮用温开水、蔬菜汁、鲜榨果汁等，以补充水分，防止脱水、电解质紊乱等。使用暖宝宝、热水袋等热敷腹部，避免腹部受凉而加重腹泻。及早戒烟、避免酗酒，并保证充足睡眠时间，避免劳累、熬夜等，宜经常锻炼，坚持每餐 1 小时后锻炼 20～30 分钟，能够提升胃肠的动力，帮助胃肠减负。还应保持心情舒畅，避免不良情绪刺激，不宜忧思恼怒和过于紧张、焦虑。在饮食方面也应当注意，腹泻时不能吃过多辛辣、生冷、油腻性食物，选择新鲜蔬果、肉类、豆制品等食物，以补充营养。可多吃冬瓜、薏米、山药、莲子等，避免过多食用寒凉的食物，包括西瓜、梨、香蕉等凉性水果，也包括冰激凌、凉啤酒等温度较低的饮食；过敏体质人群不能吃海鲜、含麦麸食物、芒果等；乳糖不耐受患者不宜饮用鲜牛奶，以免加重病情。

05 老年失眠

案例故事 冯爷爷今年 65 岁了，每天晚上 10 点左右睡觉，但总是夜里两三点就会醒过来，之后也很难再睡着了，这是怎么回事呢？

随着年龄的增长，中枢神经系统会发生退行性改变，老年人会出现睡眠节律紊乱和夜间片段睡眠等情况，失眠在老年群体中更为多见，在 > 65 岁的老年人群中，近 90% 的老年人都受到不同程度的入睡困难、早醒、睡眠浅、多梦、打鼾、觉醒次数增多等问题的困扰，女性更为多见。

（1）老年人失眠常见的原因

①生理因素：老年人中枢神经系统的结构和功能发生退行性改变，褪黑素分泌减少，导致睡眠调节功能下降；老龄相关的晶状体浑浊可使下丘脑视交叉上核对睡眠觉醒节律的调节能力下降。

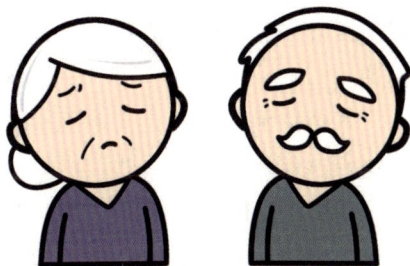

②心理因素：老年人往往会感觉寂寞和孤独，容易产生悲观和伤感等负面情绪。失眠是老年抑郁症的常见症状，同时长期失眠也容易合并抑郁或焦虑状态。睡眠障碍是阿尔茨海默病的诱发因素，患有失眠的人群进展为阿尔茨海默病的风险是无失眠人群的 1.53 倍。

③疾病因素：老年人基础疾病较多，会导致失眠的主要疾病有腰椎间盘突出、类风湿关节炎等引起疼痛的疾病；心悸、夜间呼吸困难等心血管疾病；慢阻肺、过敏性鼻炎等肺系疾病；胃食管反流、消化道溃疡等消化系统疾病；尿频、尿失禁等泌尿系统疾病；阿尔茨海默病、帕金森等中枢神经系统疾病；瘙痒症等其他疾病。

（2）中医对老年失眠的认识

中医学认为，老年失眠可以归入不寐的范畴，其基本病机是阴阳失调，营卫不和。治疗中应激发阳气，使阳气充盈，阴气内敛，阳气升发，才能使老年人身体焕发生机，卫气营血得以正常运行，五脏六腑各当其道，应睡则睡，应醒则醒。

（3）老年人失眠应该如何改善呢？

①保持规律的作息时间和良好的睡眠环境，保持心情良好，睡前不要进行高强度体力活动及脑力劳动，避免进食夜宵，可以进行按摩或泡脚助眠。

②对于心理或行为因素导致的失眠，可进行心理干预治疗。美国医师学会推荐的成年人失眠认知行为治疗（CBT–I）可作为首选。

③药物治疗：一定要在医生指导下合理安全使用镇静催眠药物。

褪黑素受体激动剂：雷美替胺，对于合并睡眠呼吸障碍的患者安全有效，可用于长期治疗失眠。

食欲素受体拮抗剂：苏沃雷生。

苯二氮䓬类：艾司唑仑、氟西泮、夸西泮、替马西泮、三唑仑、阿普唑仑、劳拉西泮、地西泮等。可以改善患者的入睡困难，增加总睡眠时间。老年患者使用该类药物需谨慎，若发生共济失调、意识模糊、幻觉、呼吸抑制时，需立即停药并妥善处理，同时也需要预防使用此类药物引起的跌倒等意外伤害。持续使用该类药物在停药时可能会出现戒断反应和反跳性失眠。肝肾功能损害、中重度睡眠呼吸暂停综合征患者禁用此类药物。

非苯二氮䓬类（首选）：吡唑坦、右佐匹克隆、佐匹克隆可快速起效，治疗入睡困难和睡眠维持障碍；扎来普隆仅适用于治疗入睡困难。非苯二氮䓬类药物半衰期较短，一般不会产生白天困倦，药物依赖性比苯二氮䓬类低，治疗失眠安全有效，无严重不良反应。

抗精神病药物：常用于老年难治性失眠症，特别是伴有行为障碍和抑郁症状的患者。有此类症状的患者，一定要到专科就诊!

④中医治疗包括以下几种方法。

针灸：通过针灸疏通经络、调和阴阳、扶正祛邪，使老年失眠患者达到阴平阳秘、气血调和的状态，有助于提高睡眠质量。一般选取神门、三阴交、四神聪为主穴，进行 15 分钟针灸或艾灸，每日 1 次，或隔日 1 次，10 次 1 疗程。

按摩：百会穴：百会穴在头顶正中间线和双耳尖连线的交叉处。按摩手法：用手掌按摩，每次顺时针、逆时针两个方向各按摩 50 圈，注意力度别太大，每天 2～3 次。合谷穴：合谷穴位于手背虎口处，用大拇指的指骨关节放在指蹼边缘上，拇指尖按下去的位置就是合谷穴。按摩手法：用大拇指垂直按压，每 2 秒钟按一下，不要太用力，一紧一松如此循环。早晚各按摩一次，每次 1～3 分钟。左右手的合谷穴都要按摩。神门穴：神门穴位于腕部，腕掌侧横纹尺侧端，尺侧腕屈肌腱的桡侧凹陷处。按摩手法：睡前用大拇指垂直按压，每穴按揉 3～5 分钟，左右手的神门穴都要按摩。

药膳：常见的安神助眠药膳包括甘草小麦红枣汤、酸枣仁粥、百合莲子粥、龙眼红枣茶等。

耳穴埋豆：常用的穴位包括神门、皮质下、交感等，选穴位时在相应区域内选择最敏感压痛点。患者或其家属需用手指给予适当按压，每日 3～5 次，每次按压 2 分钟。

五行音乐疗法：《广陵散》《平沙落雁》等是中医五行音乐疗法中常用来治疗失眠的曲目，适于老年失眠患者睡前收听，以起到安神宁心、镇静的作用。

06 呆病（典型阿尔茨海默病）

阿尔茨海默病（AD）是老年人常见的神经系统退行性病变，是认知障碍最常见的病因。根据世界卫生组织估计，全球 65 岁以上老年人群中，AD 的患病率为 4%～7%，随着年龄的增长，其患病

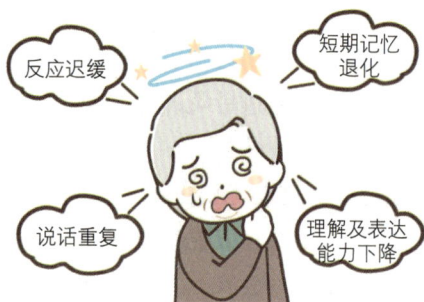

反应迟缓

短期记忆退化

说话重复

理解及表达能力下降

率也在升高，在 85 岁以上的老年人群中，AD 的患病率可以高达 20%～30%。女性较男性多见（女：男为 3：1）。AD 通常起病隐匿，症状呈进行性加重，主要表现为认知功能减退和非认知性神经精神症状。

（1）阿尔茨海默病分期

医学上通常将 AD 分为痴呆前阶段和痴呆阶段，主要区别为患者的生活能力是否下降。

①痴呆前阶段：记忆力轻度受损；学习和保存新知识的能力下降；其他认知能力如注意力、执行能力、语言能力和视空间能力出现轻度受损；不影响基本日常生活能力，达不到痴呆的程度。

②痴呆阶段：也就是传统意义上的 AD，根据认知损伤程度可分为轻、中、重三期，此阶段患者的认知功能损害往往导致了日常生活能力的下降。

第一阶段（1～3年）：为轻度痴呆期。表现为记忆减退，对近事遗忘突出；判断能力下降，不能对事件进行分析、思考、判断，难以处理复杂的问题；不能独立进行购物，社交困难；尽管仍能做些已熟悉的日常工作，但对新的事物却表现出茫然难解；视空间障碍，出门找不到回家的路；面对生疏复杂的事情，容易出现疲劳、焦虑和消极情绪。

第二阶段（2～10年）：为中度痴呆期。表现为远近记忆严重受损，学习新知识能力下降，原已掌握的知识和技能出现明显的减退；简单结构的视空间能力下降，时间、地点定向障碍；在处理问题、辨别事物的相似点和差异点方面有严重损害；不能独立进行室外活动，在穿衣、个人卫生以及保持个人仪表方面需要帮助；不能计算；出现各种神经症状，可见失语、失用和失认；情感由淡漠变为急躁不安，常走动不停，可见尿失禁。

第三阶段（8～12年）：为重度痴呆期。患者已经完全依赖照护者，记忆力严重丧失；日常生活不能自理，大小便失禁，肢体僵直，最终昏迷，一般死于感染等并发症。

（2）中医认识

AD 属于中医学痴呆病范畴。中医学认为，痴呆病主要是年老久病、肾精亏虚、心脾不足、肝阳上亢、痰浊壅盛、髓海不足、元神失养所致。治疗 AD，首先考虑以补虚为主，故养肝、健脾、益肾为本病的主要治则。患者应控制情绪，调节饮食，注意生活规律，坚持体育锻炼，避免心理刺激等，早诊断、早治疗是延缓病情发展的关键所在。

（3）西医治疗

当患者出现痴呆前相关症状时，应提高警惕，及时就医，可选择记忆门诊、神经内科（认知障碍专科）进行就诊。

目前尚无特效药可治愈 AD，主要通过药物对症治疗、非药物治疗及细心护理等减缓病情进展。

①改善认知功能：乙酰胆碱酯酶抑制剂，如多奈哌齐、重酒石酸卡巴拉汀、加兰他敏、石杉碱甲。

②控制精神行为症状：针对幻觉、妄想、抑郁、焦虑、激越、睡眠紊乱等症状，可选择抗精神病药、抗抑郁药、抗焦虑药、睡眠治疗药物等。

③职业训练、认知康复治疗、音乐治疗等，推荐地中海饮食。以大米、面粉、玉米、小米等为主食，注意维生素 B_{12} 和叶酸的摄入，有利于预防老年性痴呆；注意对抗"自由基"，多食用含有维生素 C、维生素 E、β– 胡萝卜素及硒的食物。

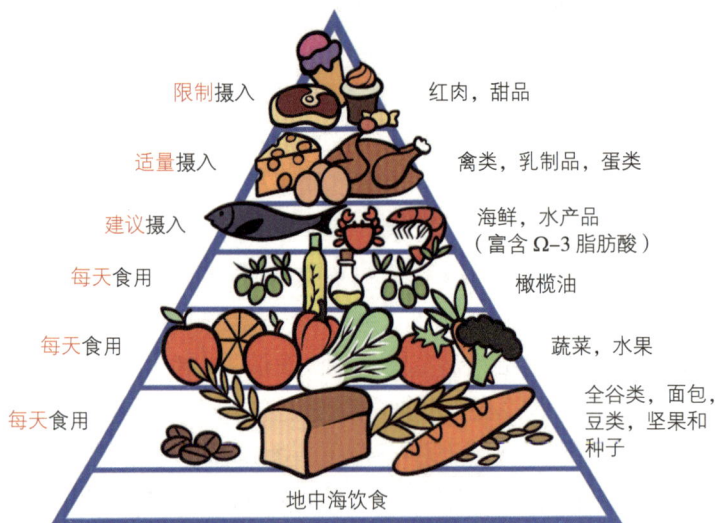

限制摄入	红肉，甜品
适量摄入	禽类，乳制品，蛋类
建议摄入	海鲜，水产品（富含 Ω–3 脂肪酸）
每天食用	橄榄油
每天食用	蔬菜，水果
每天食用	全谷类，面包，豆类，坚果和种子

地中海饮食

（4）预防

预防 AD 的 6 大支柱是锻炼身体、合理饮食、充足的睡眠、脑力活动、减压、积极参加社交活动，均有助于防止 AD 的发生。控制高血压病、高脂血症、糖尿病、肥胖等心脑血管疾病的危险因素，可以降低 AD 的发病率。

"活到老，学到老"，脑子这东西，越用越灵光。可以让老年人经常进行阅读、写作、桥牌、填字游戏、学外语、猜谜语、摄影、表演、演奏乐器、做手工等，可以降低老人患此病的风险，也可以减缓病情的发展。

07 颤病（帕金森叠加综合征）

案例故事

李先生，72 岁，退休教师，自诉近一年来出现肢体震颤、行动迟缓、步态不稳等症状，且症状逐渐加重，影响日常生活。西医诊断为帕金森叠加综合征，服用西药治疗，但效果不佳，故来寻求中医治疗。患者一年前无明显诱因出现右手细微震颤，后逐渐发展至双侧肢体。震颤在静止时明显，活动时减轻。同时，患者行走时步态不稳，转弯困难，易摔倒。言语逐渐变得含糊不清，面部表情减少。近几个月来，患者感到肢体僵硬，活动不灵活，且伴有轻度记忆力减退。患者既往体健，无重大疾病史。否认高血压、糖尿病等慢性病史。查体：患者神清，精神可，面部表情呆板，双眼瞬目减少。四肢肌张力增高，尤其以右侧肢体为著。指鼻试验、跟膝胫试验均阳性。舌质淡红，苔薄白，脉弦细。

颤病，中医学又称为"震颤""颤振"，现代医学中多指帕金森叠加综合征，这是一种以肢体震颤、僵硬、运动迟缓为主要特征的慢性神经系统疾病。中医在颤病的认识和调养上有着悠久的历史和独特的理论。中医学认为，颤病的形成与年老体虚、情志失和、饮食不节、劳逸失当等多种因素有关。年老体衰，肝肾亏损，筋骨失养，是导致颤病发生的内在基础；情志失调，肝气郁结，肝风内动，则加剧了震颤的症状；饮食不节，损伤脾胃，气血生化乏源，也是颤病发生的重要原因；劳逸失当，气血运行不畅，筋脉失养，亦可引发颤病。

如何预防及养护？①药物治疗：根据患者的体质和病情，可采用滋补肝肾、平肝息风、化痰通络等方法。需要注意的是，患者应在医生的指导下服用中药，避免自行购药或滥用药物。②针灸疗法：针灸作为中医的特色疗法之一，可以通过刺激相关穴位，调和气血，疏通经络，缓解颤病的症状。常用的穴位包括风府、百会、太冲等。③按摩与导引：患者及家属，可通过按摩头部、四肢等部位，以及进行简单的导引动作，可以促进气血运行，缓解肌肉僵硬和震颤症状。④饮食调养：饮食与颤病的发生和发展密切相关。患者应以清淡、易消化、富含营养的食物为主，如瘦肉、鱼类、豆类、新鲜蔬菜和水果等。同时，避免过食辛辣、油腻、生冷等刺激性食物，以免加重病情。⑤情志调养：保持心情舒畅，避免过度焦虑、抑郁等不良情绪的刺激。可以通过冥想、深呼吸、听音乐等方式，放松心情，缓解压力。⑥运动锻炼：适当的运动锻炼有助于增强体质，改善颤病症状。患者可以选择一些适合自己的运动方式，如太极拳、八段锦、散步等，以舒缓肌肉紧张，提高身体的协调性和平衡性。

在颤病治疗中，患者常有一些认识误区需避免。首先，不要盲目追求快速见效，颤病是一种慢性疾病，需要长期调养和治疗。其次，不要滥用补药或偏方，以免加重病情或产生不良反应。此外，患者还应遵循医生的建议，按时服药，定期复诊，以便及时调整治疗方案。

总之，颤病（帕金森叠加综合征）是一种需要长期调养和治疗的慢性疾病。通过中医的预防和调养方法，患者可以改善症状，提高生活质量。同时，避免治疗误区，遵循医生的建议，也是确保治疗效果的关键。

08 老年抑郁症：如何应对晚年的心理挑战？

案例故事

老张是一位刚刚退休的工程师，原本期待着退休生活的悠闲，但不久后，他开始感到生活失去了色彩。他逐渐失去对日常活动的兴趣，包括他曾经热爱的园艺和读书。老张变得孤僻，对家人的关心也显得不耐烦，他的睡眠质量严重下降，晚上难以入睡，早晨则过早醒来。随着时间的推移，老张的饮食习惯也开始变得不规律，体重波动明显。他常感到疲惫无力，对以往的社交活动失去了兴趣。家人注意到这些变化后，非常担心。带老张去医院进行了检查，经过医生详细的评估后，诊断老张患有老年抑郁症。

老年抑郁症，也称为老年期抑郁障碍，是一种常见的心理健康问题，影响着全球数百万老年人的生活质量。这种症状不仅仅是普通的悲伤或丧失兴趣，它是一种疾病状态，需要适当地诊断和治疗。老年抑郁症的症状可能包括持续的悲伤情绪、失去兴趣或快乐感、疲劳、睡眠障碍、食欲改变、思维或集中注意力困难、自我价值感下降，甚至出现结束生命的消极想法。

现代医学认为老年期抑郁是一种复杂的情况，涉及多种因素的相互作用。目前三种对此的假说解释占据主流：一是炎症假说，即随着年龄增长，大脑中的小胶质细胞可能被激活，产生促炎细胞因子，如白细胞介素和肿瘤坏死因子，导致慢性神经炎症。这种炎症会损害控制情绪的大脑区域，可能引发抑郁症状。二是单胺神经递质假说，科学家认为血清素、去甲肾上腺素和多巴胺等关键神经递质的减少可能导致情绪问题。许多抗抑郁药物通过增加这些递质来改善情绪。三是血管性抑郁假说，认为脑血管疾病可能导致大脑某些部位血流量减少，影响情绪、认知和奖赏感的脑区，从而引起抑郁症状。针对以上情况，常常使用改变体内神经递质水平的药物，最常用的是选择性 5- 羟色胺再摄取抑制剂，包括舍曲林、氟西汀、西酞普兰等；选择性 5- 羟色胺和去甲肾上腺素再摄取抑制剂亦可用于老年期抑郁障碍治疗；有时还会使用三环类抗抑郁药物。

从中医的角度来看，老年抑郁症通常与肝郁气滞、心脾两虚等症状有关，表现为情绪抑郁、胸闷、睡眠不佳、食欲不振等。治疗方法侧重于调和肝气、健脾养心，常用的方剂包括逍遥散、归脾汤等。

在治疗老年抑郁症时，中医治疗提供了个性化整体化的方法。例如，如果患者表现为心脾两虚，可能会推荐使用归脾汤来调养心脾；如果患者情绪抑郁且伴有身体疲乏，逍遥散可能是一个不错的选择；若伴随胸胁疼痛，或身体某部位有发冷或发热感，还可以服用血府逐瘀汤以活血化瘀。对于药物依从性较低的老年患者，针灸治疗往往也能起到迅速而显著的效果。

除了药物治疗，老年抑郁症的心理治疗方法也多种多样，包括认知行为疗法（CBT）、心理动力学疗法、人际疗法（IPT）、支持性治疗和团体疗法。在此过程中，还可以配合食疗和音乐疗法，合理安排饮食和放松心情。这些疗法旨在帮助患者理解和改变不健康的思维模式，改善人际关系，解决情感困扰，以及增强社会支持网络。通过这些心理治疗，老年人可以更好地处理与抑郁相关的心理和社会因素，从而改善他们的情绪状态和生活质量。

09 了解骨质疏松，争做"硬骨头"

案例故事

　　年逾七旬的赵阿姨，平日爱喝可乐。半个月前她晨起拖地，弯腰双手用力伸长拖把时，突感腰部剧痛，卧床休息连翻身都不能，儿子将她送到医院检查，居然是腰椎骨折了。赵阿姨百思不解，我平时没病没灾的，这次不就是弯腰拖个地嘛，怎么就骨折了呢？当医生告诉她这是骨质疏松性骨折时，王阿姨和她儿子异口同声："骨质疏松我们懂，那不是年纪大了人人都逃不掉的嘛，我们也补钙了啊！怎么还这么严重？"给赵阿姨解惑之前，先了解一下骨质疏松是个什么样的疾病吧。

　　这则案例讲的是老年人骨质疏松症，是一种以骨密度降低、慢性疼痛、活动能力下降为主要临床表现，随着骨的脆性增高、发生骨折危险性增加的一种全身性骨病，其骨折等并发症导致的高致残率严重影响老年人健康状况及生活质量。

（1）骨质疏松是如何发生的呢？

　　骨骼中有两种细胞——破骨细胞和成骨细胞，它们不断重复着时空偶联的骨吸收和骨形成过程，维持骨骼完整性。破骨细胞分泌酸和酶类物质，在骨表面吸收骨

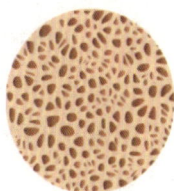

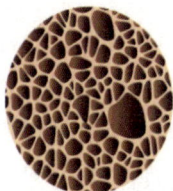

正常人骨骼　　骨质疏松患者的骨骼

159

质,形成吸收陷窝;而成骨
细胞分泌富含蛋白质的骨基
质,使类骨质矿化,填充陷
窝。正常情况两种细胞作用
保持稳定,骨量得以维持。
随着年龄增长、性激素水平
下降等原因,可以刺激破骨

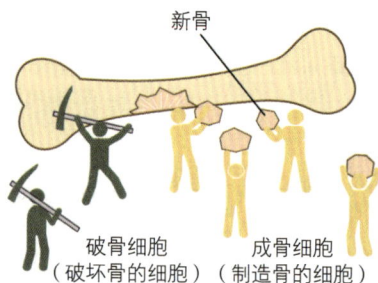

新骨

破骨细胞　　　　成骨细胞
(破坏骨的细胞)　(制造骨的细胞)

细胞并抑制成骨细胞,使骨吸收增加而骨形成减少,造成骨量丢
失,骨的机械强度降低,易发生骨质疏松。

**(2)骨质疏松疼痛和容易骨折的部位是哪儿?除此之外还
有哪些症状?**

①疼痛:表现为腰背或全身的疼痛,通常在翻身、起坐及长
时间行走后出现,夜间或负重活动时疼痛加重,并可能伴有肌肉
痉挛甚至活动受限。

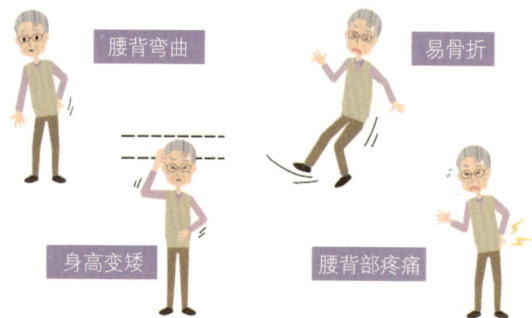

腰背弯曲　　　　　易骨折

身高变矮　　　　腰背部疼痛

②骨折:日常生活中受到轻微外力即可发生,常见骨折部
位为椎体、髋部、前臂远端和肱骨近端,其他部位也可以发生骨
折,首次骨折后如不规范治疗,再骨折的风险显著增加。

③脊柱变形:严重骨质疏松症患者,因椎体压缩性骨折可出
现身高变矮或驼背等脊柱畸形,多发性胸椎压缩性骨折可导致胸
廓畸形,甚至影响心肺功能,严重的腰椎压缩性骨折可能会导致

腹部脏器功能异常，引起便秘、腹痛、腹胀、食欲减低等不适。

④心理状态异常和生活质量下降：主要的心理异常包括恐惧、焦虑、抑郁、暴躁、自闭、缺乏自信心；生活自理能力显著下降，变得沉默寡言，饮食减少，精神萎靡。

（3）骨质疏松的危险因素有哪些？

不可控因素（无法改变）：①年龄：绝经后女性雌激素缺乏，破骨细胞活性升高，导致骨量快速丢失，骨折风险加大；70岁以后男性骨质疏松发生率增加。②骨质疏松/脆性骨折家族史。

可控因素（后天可以改变）：低体重（身体瘦小）、体力活动缺乏、不良的生活习惯（酗酒，嗜烟，过度饮用咖啡、浓茶或碳酸饮料等）、长期营养不良、饮食中钙及维生素D摄入不足、导致继发性骨质疏松的疾病（糖尿病、甲状旁腺功能亢进等）、导致继发性骨质疏松的药物（糖皮质激素、免疫抑制剂、乳腺癌术后内分泌治疗药物和男性抑制雄性激素的药物等）。本案例中的赵阿姨平日爱喝可乐，可乐属于碳酸饮料，含有大量的磷，磷会影响机体对钙的吸收，长期饮用可乐的人发生骨质疏松的概率较高。

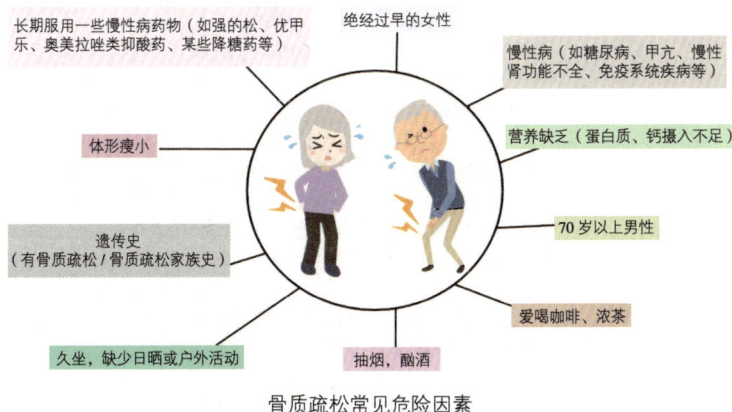

长期服用一些慢性病药物（如强的松、优甲乐、奥美拉唑类抑酸药、某些降糖药等）

绝经过早的女性

慢性病（如糖尿病、甲亢、慢性肾功能不全、免疫系统疾病等）

营养缺乏（蛋白质、钙摄入不足）

体形瘦小

遗传史（有骨质疏松/骨质疏松家族史）

70岁以上男性

爱喝咖啡、浓茶

久坐，缺少日晒或户外活动

抽烟，酗酒

骨质疏松常见危险因素

（4）如何知道有没有患骨质疏松症的风险？

国际骨质疏松症基金会（IOF）骨质疏松症风险评估表

	编号	问题	回答
不可控因素	1	父母曾被诊断有骨质疏松或曾在轻摔后骨折？	是□否□
	2	父母中一人有驼背？	是□否□
	3	实际年龄超过 40 岁？	是□否□
	4	是否成年后因为轻摔后发生骨折？	是□否□
	5	是否经常摔倒（去年超过一次），或因为身体较虚弱而担心摔倒？	是□否□
	6	40 岁后的身高是否减少超过 3cm 以上？	是□否□
	7	是否身体质量过轻？（BMI 值少于 19kg/m^2）	是□否□
	8	是否曾服用类固醇激素（例如可的松，泼尼松）连续超过 3 个月？（可的松通常用于治疗哮喘、类风湿关节炎和某些炎性疾病）	是□否□
	9	是否患有类风湿关节炎？	是□否□
	10	是否被诊断出有甲状腺功能亢进或是甲状旁腺功能亢进、1 型糖尿病、克罗恩病或乳糜泻等胃肠疾病或营养不良？	是□否□
生活方式（可控因素）	11	女士回答：是否在 45 岁或以前就停经？	是□否□
	12	女士回答：除了怀孕、绝经或子宫切除外，是否曾停经超过 12 个月？	是□否□
	13	女士回答：是否在 50 岁前切除卵巢又没有服用雌 / 孕激素补充剂？	是□否□
	14	男性回答：是否出现过阳痿、性欲减退或其他雄激素过低的相关症状？	是□否□

	编号	问题	回答
生活方式（可控因素）	15	是否经常大量饮酒（每天饮用超过两单位的乙醇，相当于啤酒1斤、葡萄酒3两或烈性酒1两）？	是□ 否□
	16	目前习惯吸烟，或曾经吸烟？	是□ 否□
	17	每天运动量少于30分钟？（包括做家务、走路和跑步等）	是□ 否□
	18	是否不能食用乳制品，又没有服用钙片？	是□ 否□
	19	每天从事户外活动时间是否少于10分钟，又没有服用维生素D？	是□ 否□
结果判断		上述问题，只要其中有一题回答结果为"是"，即为阳性，提示存在骨质疏松症的风险，并建议进行骨密度检查或FRAX风险评估	

上述评估问题，只要其中一题回答结果为"是"，即为阳性，提示存在骨质疏松症的风险，并建议进行骨密度检查。

（5）骨质疏松需要做哪些检查呢？

①骨密度检查。

②骨代谢生化指标：主要包括钙磷代谢调节指标［甲状旁腺素（PTH）、降钙素（CT）、25羟维生素D］和骨转换标志物（骨形成标志物和骨吸收标志物）。

（6）骨质疏松如何治疗呢？

①基础措施，适用于骨质疏松高风险人群和已经确诊为骨质疏松症的人群。主要包括调整生活方式和服用骨健康基本补充剂。

调整生活方式。加强营养，均衡膳食：建议摄入富含钙、低盐和适量蛋白质的均衡膳食。充足日照：建议上午11:00到下午3:00间，尽可能多地暴露皮肤于阳光下晒15～30分钟，每周两次。规律运动：行走、慢跑、太极拳、瑜伽、舞蹈和乒乓球等运

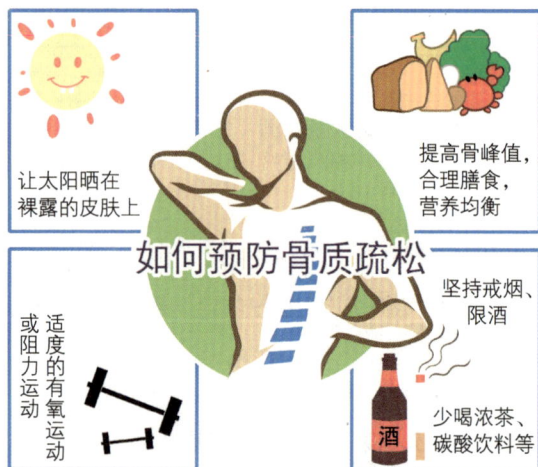

动。戒烟、限酒、避免过量饮用咖啡和碳酸饮料等。

服用骨健康基本补充剂（钙剂和维生素 D）。钙剂：我国《原发性骨质疏松症诊疗指南（2022）》推荐成人每日元素钙摄入量为 800mg，50 岁以上人群则应适当增加至每日 1000～1200mg。除每日饮食供给 500～600mg 外，还应补充钙 500～600mg/d。维生素 D：成人推荐维生素 D 每天摄入量为 400IU；65 岁及以上老人，推荐每天摄入量为 600IU；用于骨质疏松症防治时，剂量可增加至每天 800～1200IU。

②对于骨密度检查确诊为骨质疏松、已经发生过椎体或髋部等部位脆性骨折和骨量减少且具有高骨折风险的患者，需要考虑药物干预。根据不同治疗作用分为三类，包括抑制骨吸收药物、促进骨形成药物和多重作用药物。药物选择和使用需在医生指导下进行。

抑制骨吸收药物。双膦酸盐：包括阿仑膦酸钠等；降钙素：包括鳗鱼降钙素和鲑降钙素，有鼻喷剂、肌肉或皮下注射制剂；绝经激素替代：包括雌激素替代和雌孕激素补充。

促进骨形成药物。甲状旁腺素类似物：特立帕肽。

多重作用药物。维生素 K_2 类：四烯甲苯醌是维生素 K_2 的同型物；锶盐：雷奈酸锶；中药：成分主要包括骨碎补总黄酮、淫羊藿苷和人工虎骨粉。

（7）中医如何认识骨质疏松？

中医对骨质疏松症的关注非常早，观察和认识也很细致。《黄帝内经》即以"骨痿"为名对相关症状进行了描述和记载，"肾气热，则腰脊不举，骨枯而髓减，发为骨痿"。后世医家历经大量的临床实践，归纳总结了骨质疏松症的病机，主要包括肝血不足、肾精不足、脾胃虚弱等，治疗主张从补肾、壮骨、健脾、养胃、活血通络等多方面着手。具体有：脾肾阳虚者，补益脾肾，强筋壮骨；肝肾阴虚者，滋补肝肾，强筋壮骨；气滞血瘀者，行气活血，通络止痛。除了内治法，还有独具中医特色的外治法：外用药膏，中药熏洗，物理治疗（微波、按摩、中药热敷、蜡袋疗法等）。随着年龄的增长，骨骼衰退难以避免，但适当的中医药调治可帮助老年人在衰老过程中以更加健康的状态逐渐过渡。

10 老年皮肤瘙痒

案例故事

高奶奶右下肢皮肤瘙痒反复发作，非常苦恼。初期以瘙痒为主，反复搔抓后出现明显皮损，右下肢外侧可见 $10cm \times 6cm$ 大小的皮损，颜色发黑，表皮结痂，爱美的高奶奶每次看见就心烦。皮肤瘙痒严重影响生活质量，甚至导致失眠，反复搔抓后易形成抓痕、血痂、色素沉着等皮损，影响美观。皮肤瘙痒症已经成为困扰老年人最常见的问题之一，随着我国进入老龄化社会，如何有效防治老年性皮肤瘙痒成为重要问题。

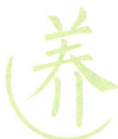

现代医学认为老年人的皮脂腺、汗腺随着年龄的增加，分泌功能也逐渐下降，所以老年人更易出现皮肤干燥及瘙痒。出现这种情况，最有效的缓解方式即为外涂润肤霜，频繁地涂抹，每天 2～3 次。对于症状较重者，可遵医嘱口服抗组胺药，如西替利嗪、氯雷他定、依巴斯汀等，也可适当外涂糖皮质激素类乳膏。

老年性皮肤瘙痒症属于中医学"风瘙痒""痒风"范畴。冬春季节天气干燥，春季万物复苏，花粉、孢子等致敏因素较多，风热邪气客于肌表，冬季多感受风寒之邪，北方遇暖气等因素化为热邪，老年人脏腑机能衰退、卫外功能减退，易感外邪，加之老年人阴虚血少，血虚风燥发为瘙痒。因此中医预防、调养老年皮肤瘙痒主要通过清热养阴，祛风止痒的治疗方法。推荐冬春季节煮冰糖银耳茅根金银花雪梨汤服用，平日炖汤时加用山药、当归之品，若瘙痒明显，可予当归 20g、徐长卿 20g、蝉蜕 15g、防风 20g、金银花 20g，水煎服，每日一剂，分两次服用。

11 ▶ 耳鸣是肾虚吗？

王大爷近来总是感觉脑袋里、耳朵里嗡嗡响，尝试过很多方法都不见好。在耳鸣的困扰下，王大爷吃不好睡不着，情绪十分低落。

"医生啊，我最近耳朵里老是听到嗡嗡嗡的声音，特别是一到晚上，就更明显了。他们都说耳鸣是肾虚导致的，那我吃点六味地黄丸有用吗？"

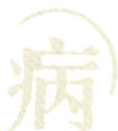

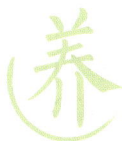

养

（1）耳鸣是什么？

耳鸣在生活当中很常见，很多人都有这样的经历，在没有外界声音刺激的情况下，像半夜三更睡不着，周围又很安静的时候，又或者是感冒的时候，突然就能听到自己耳朵里、脑袋里有响声，甚至觉得空气中有响声。耳鸣一般是一种主观的感觉，这些声音只有自己才听得到，而且越安静，你觉得耳鸣越大声。有的时候像蝉鸣一样嗡嗡的，有时候像机器的声音或者电流声，可以是一种或者好几种声音，虽然听到的声音会有所不同，但都会让人觉得困扰。若耳鸣仅是短暂出现，一般考虑是正常的生理现象，可能是由于精神紧张、过度劳累引起，可以不用在意，注意休息就行。若是持续性的耳鸣且伴有眩晕、头疼等一系列症状，就需要引起重视。

（2）引起耳鸣的原因有哪些？

耳鸣可以分为原发性和继发性两类，其中，原发性耳鸣是较常见的一种。原发性耳鸣的具体病因常常不清楚，是多因素作用的结果，被认为是耳朵、听觉神经或中枢神经系统的异常神经活动引起的幻觉。由于对日常生活的影响较小，患者一般不需要进一步的干预和治疗。继发性耳鸣具有明确的原因，例如噪音、外伤以及许多疾病如中耳炎、高血压、颈椎病、美尼尔综合征、神经营养性差等，都会导致耳鸣的发生。许多药物也存在耳毒性，会导致耳鸣或听力丧失。此外，耳鸣与焦虑抑郁等心理因素的关系也很密切，二者相互影响，耳鸣的存在也会加重失眠、抑郁等症状。

（3）耳鸣是肾虚吗？

很多人提到耳鸣第一反应就是肾虚，要么就是上火了。众所周知的六味地黄丸，还有响铃草炖猪耳朵，或是各种清火泄热药，只要不对证，吃再多效果也不大。前面提到耳鸣分原发性和继发性两种，继发性耳鸣首先要找准病因，针对性治疗。对于许多西医的检查也做了，就是找不到病因的原发性耳鸣，中医也讲求辨证论治。

肾虚是可以导致耳鸣的发生，肾在上开窍于耳，像老年人的耳鸣失聪等，许多是由肾中精气生理性衰减所致，但耳鸣不一定是单纯由肾虚引起的！一定要辨证看待，不可私自服药或者听信一些偏方。

（4）耳鸣的治疗

谈到耳鸣的治疗，确实是有难度，但不能一竿子打死说肯定治不好。首先，要排除继发性耳鸣，把相关病因找到治好，耳鸣自然也就没有了。其次，排除了继发性耳鸣后，还需从生活方式出发寻找耳鸣的原因，比如改善不良的生活习惯，如晚睡、熬夜、暴饮暴食等。对于迄今为止机理尚未明确，也找不到病因而又切实长期存在的原发性耳鸣，必须要转变治疗观念，要以接受耳鸣作为第一目标而不是消除耳鸣。学会与耳鸣和解，把它当成你身体的一部分，何尝不是一种人生的智慧。

12 疲劳综合征： 你的身体和心灵休息了吗？

案例故事

小陈是一位忙碌的职场女性，每天都要应对高压的工作和繁忙的生活。她常年以来一直感到疲劳，但她把它归咎于工作的压力。然而，渐渐地，她开始感到整个身体都在崩溃。她经历了长期的疲劳，常常感到乏力和虚弱。晚上她难以入睡，早上醒来时感觉更加疲惫。她的头经常疼痛，有时甚至变得难以忍受。情绪方面，她变得容易焦虑，对小事容易发脾气。终于，压力和疲劳迫使她去看医生，经过仔细的脉诊和舌诊，医生诊断出小陈患有气虚、脾虚、肾虚等多种中医证候，这正是她长期以来的不适症状的根本原因。

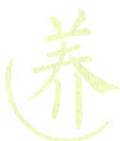

这则案例讲的正是疲劳综合征，也称为慢性疲劳综合征（CFS），是一种不明原因的长期疲劳和虚弱感。它常伴随着其他症状，如头痛、肌肉疼痛、失眠、记忆问题和浑身不适。

从中医来说，疲劳综合征通常表现为以下症状：①气虚与脾虚，前者表现为持续的虚弱感和疲劳，后者表现为消化不良、食欲不振；②心神不安，主要是焦虑、多梦、失眠；③肝郁，表现为头痛、易怒、情绪波动；④肾虚，即腰膝酸软、性功能障碍等症状。

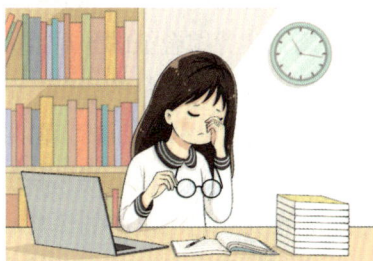

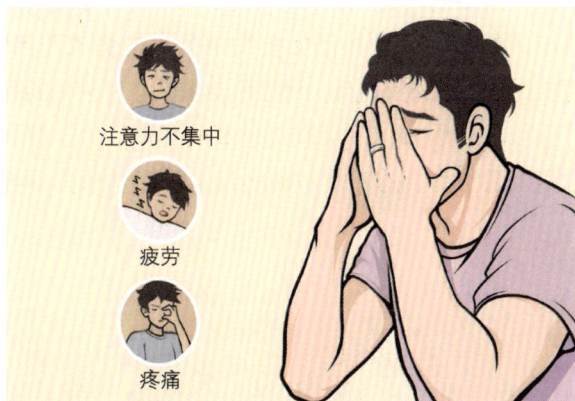

注意力不集中

疲劳

疼痛

在治疗方面，中医的辨证论治具有个性化的优势，因此口服中药不失为一种有效手段。若有四肢无力、乏力等症状，多为气虚血虚引起的疲劳，可选用八珍汤；若本人长期疲乏无力、易感冒、汗出过多、面色萎黄、食欲不振，则多为气虚体弱者，可用人参养荣汤增强体力和免疫力；而针对气血两虚且伴有心悸、失眠等症状的患者，可服用归脾汤；疲劳综合征兼见女性月经不调时，还可饮用四物汤。

在生活中，如果怀疑自己患有疲劳综合征，应该尽早就医，进行全面的评估，排除其他可能的疾病，并制订适当的治疗计划。中医药作为确切有效的辅助治疗手段，强调辨证论治，根据每一个患者的不同体质和症状，给予不同的治疗方案。但同时应该明确，疲劳综合征的预后因人而异，有些患者可能会经历长期的症状，如持续反复的疲劳、认知能力减退等，而有些患者则有可能通过适当的治疗和管理，症状得到显著改善，甚至完全康复。因此良好的生活习惯和积极的心态是长期对抗疲劳综合征的法宝，首先给自己足够的休息和充足的睡眠，规律的作息时间和质量良好的睡眠可以帮助减轻疲劳感；其次要注意饮食，摄入健康的食物，包括新鲜蔬菜、水果、全麦食品和高质量的蛋白质，避免咖啡因和过多的糖分的摄入。根据不同病因导致的疲劳综合征，采取相应的药物干预，例如抗抑郁药、抗焦虑药和镇痛药，但这些药物需要在医生的监督下使用。寻求心理医生的帮助，学会应对情感和心理压力，并且避免过度的工作压力，寻找适合自己的工作和生活平衡，这对缓解疲劳综合征的情感症状同样非常重要。

六、健康养生课堂

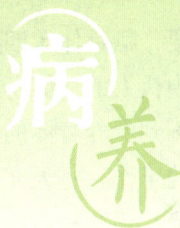

01 ▶ 年过半百，阳气自衰

《素问·上古天真论》有云："乃问于天师曰：余闻上古之人，春秋皆度百岁，而动作不衰；今时之人，年半百而动作皆衰者，时世异耶？人将失之耶？"意思是说黄帝问岐伯以前的人活过百岁，手脚也都很灵便；而现在的人，年过半百，行动皆迟缓衰退，是什么原因呢？

岐伯将上古之人生活方式的核心总结为"法于阴阳，和于术数，食饮有节，起居有常，不妄作劳"，相比较之下，"今时之人不然也，以酒为浆，以妄为常，醉以入房，以欲竭其精，以耗散其真，不知持满，不时御神，务快其心，逆于生乐，起居无节，故半百而衰也"。

"法于阴阳，和于术数"是上古之人养生的核心。自然界有其变化规律，不以人的意志为转移，上古之人遵循天地变化之规律，"法于阴阳"，日出而作，日落而息，春生、夏长、秋收、冬藏，顺应天地四时的变化去调养自己身体；"和于术数"，就是通过导引、按跷、吐纳等调摄精神、锻炼身体，保持人体内外阴阳的协调统一，达到自我保健、延年益寿的目的，体现了天人合一、形神合一的养生思想。

年过半百，脏腑气血不足，为了身躯（脑、脏、腑）的需要，牺牲体（四肢）的气血供应，表现出来就是"人老先老腿"。现代人的"健身"锻炼的大多是四肢，而不是保养五脏，往往达不到保养身体的目的。现在生活节奏快，很多人从内心抵触自己的工作，每天充满了压力、焦虑，甚至愤怒，长期压抑自己的情绪，很容易造成身体的疾病。"食饮有节""起居有常"就更做不到。由于工作需要或者嗜好，要么没有时间吃饭，要么暴饮暴食，日夜颠倒地工作，加之房事不节，大大损伤身体。

今人养生，需遵循"法于阴阳，和于术数"的原则和方法，顺应自然界阴阳消长的规律，调整自己的起居生活，适应周围外界环境的变化；合理饮食，定时定量，顺应四时和人体阴阳而用之，调和人体的阴阳气血；动以养形，静以养神，动静结合，以调养人体的生命活动；生活有度，节欲保精，以保养精、气、神为核心，才能达到阴阳调和，精神乃治，而获延年益寿。

02 "胃"老先衰，要呵护到"胃"

中国人是最讲究吃的，一年四季，一日三餐，一荤一素，在中国人的手中幻化出人间百味，就连打招呼的方式都是"吃了吗"。受纳、消化食物的重要器官就是胃，中医学认为，脾胃为后天之本，主运化水谷精微，是气血生化之源，可以营养五脏六腑、四肢百骸、皮肤筋骨。若脾胃功能失调，就会导致全身各脏器以及皮肤的老化早衰，即"胃"老先衰。

《黄帝内经》有云："女子五七，阳明脉衰，面始焦，发始堕。"五七即 35 岁时，女性面容开始憔悴，头发开始脱落，身体开始走下坡路。这里的阳明脉即指胃经，胃经循行于面部，途经嘴角，向上直达眼睛下方。胃经的气血不旺盛，就会表现为眼袋、嘴角下垂，黄褐斑，"黄脸婆"等。因此无论是从身体健康层面还是美容层面来看，都不可忽视对脾胃功能的调理，要呵护到"胃"。

（1）饮食要有规律。有些年轻人熬夜后起床晚，不吃早餐，或饮食不规律，暴饮暴食，遇到爱吃的，从来不管胃的感受拼命吃。这些饮食习惯均会扰乱胃的工作时间，增加胃的负担，导致胃病。应三餐定时、定量，不暴饮暴食，营养搭配合理。少吃滚烫、刺激性和难以消化的食物，如煎炸、干硬、辛辣的食物。

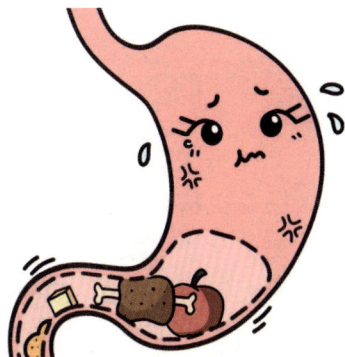

（2）注意保暖。中医学认为，胃"喜暖畏凉"，因此要少食生冷瓜果及冰冻食物等。如感到胃脘部冷痛，可以用姜茶代茶饮，艾灸足三里、中脘、关元、内关等穴位。同时注意腹部保暖，避免穿露脐装和吹空调。

（3）禁止酗酒。大量饮酒会直接刺激胃黏膜，使其充血、水肿，形成糜烂、溃疡，甚至造成胃出血。酒精入血后还会令交感神经兴奋，间接造成胃酸大量分泌、胆汁倒流，加重胃黏膜损伤。

（4）保持良好情绪。因为情绪抑郁、悲伤、波动剧烈或精神紧张、压力大、忧思过度等，对食欲和消化吸收都有很大影响。不良情绪容易导致食欲下降、腹胀、嗳气、消化不良等。

（5）根除幽门螺杆菌（Hp）。如果有 Hp 感染，应及时根除，减少其对胃黏膜的损伤。

03 ▶ "肠"治久安——别让肠道沙漠化

肠是指从胃幽门至肛门的消化管，是消化管中最长的一段，也是人体最大的免疫系统。肠分为小肠、大肠和直肠三大段。小肠的功能是食物的消化与营养成分的吸收，大肠主要负责浓缩食物残渣，形成粪便，再经直肠、肛门排出体外。中医讲"小肠者，受盛之官，化物出焉。大肠者，传导之官，变化出焉"，概括地讲就是"分清泌浊"的作用。

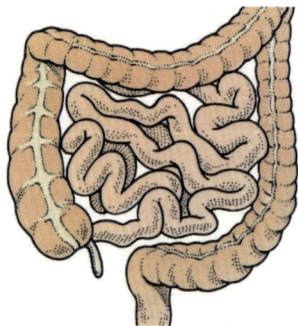

肠道健康有赖于肠道微生态群的平衡，肠道菌群参与宿主的营养、免疫与代谢过程，是胃肠道功能的组成部分。但是在消化内科就诊的患者中，功能性胃肠病、炎症性肠病越来越常见。功能性胃肠病多数属于功能性消化不良、排便异常、肠易激综合征等；炎症性肠病为累及回肠、直肠、结肠的一种特发性肠道炎症性疾病，临床表现腹泻、腹痛，甚至可有血便，包括溃疡性结肠炎（UC）和克罗恩病（CD）。

引起这些胃肠病的原因主要包括以下几种。

（1）压力大。现在的中青年人工作忙碌，稍微晚起连吃早饭的时间都没有，更不能养成良好的排便习惯，给肠道造成严重的负担，可能引起慢性便秘、肠易激综合征等疾病。

（2）偏食。现在中国人正普遍面临营养过剩带来的副作用，长期嗜食肉食、甜食，肠道不易形成大便，大便间隔时间延长，由正常的一天一到两次增加到三四天一次，使本应随大便排出体外的各种代谢物质长时间滞留体内，对身体造成极大的危害。

（3）抗生素的过度摄入。抗生素的广泛使用很容易导致肠道内益生菌减少，导致肠道生态结构破坏，易发生消化不良，甚至会增加肥胖、糖尿病、认知障碍症等多种疾病的发病概率。

（4）气候的变化。全球变暖等气候问题会使肠道菌群多样性受损，对人体健康造成影响。有报道称，温度高于正常水平2℃，细菌种类将减少34%。

（5）年龄因素。婴儿出生后3～4天，肠道内即出现双歧杆菌，数量约占肠内细菌总量的25%；随着年龄的增大，双歧杆菌逐渐减少甚至消失，65岁以上的老人，双歧杆菌数量则减少到仅占7.9%，而产气荚膜梭菌等腐败细菌大量增加；到了老年肠道内充满腐败细菌，双歧杆菌几乎消失。

肠道就好比一块土地，保养得当，经常"种植"，就能收获一片"嫩绿"。若置之不理，任其发展，造成肠道的"沙漠化"，则影响机体健康。

04 肠道菌群与养生

肠道菌群被称为人体的"第二个大脑"，它由数以万亿计的微生物组成，合计1.5kg，主要生存在人体肠道内。人类与肠道菌群共同进化形成互惠互利的共生复合体，肠道为菌群提供适宜的生存环境，而这些细菌及其代谢产物具有促进食物消化吸收、增强机体免疫功能、降低血液内毒素、抑制肿瘤发生发展等作用。现代医学之父希波克拉底指出"万病始于肠道"，益生菌之父梅契尼科夫也发现人类长寿与人体菌群平衡密切相关，肠道微生物–宿主共生生态系统是健康的基石。

肠道菌群大致可以分为三类：有益菌、有害菌和中性菌。人体在正常情况下，三类菌群结构相对稳定，始终保持动态平衡。当肠道菌群和谐共生关系遭到破坏时，肠道有害菌群大量繁殖，产生多种有害代谢产物，这些有害物质可以通过增加肠道通透性、触发机体免疫反应、损伤肠道上皮细胞、干扰营养物质的消化吸收、引发机体持续的慢性炎症，最终导致肠易激综合征、炎症性肠病、过敏、哮喘、代谢综合征、肥胖、心脏病、皮肤病、抑郁症等多系统疾病的发生发展。由此可见，维持肠道菌群均衡是养生的重要手段，改善肠道菌群有助于改善人体的多种疾病状态。可以通过以下途径来维护肠道菌群健康及多样性。

（1）限制主食、多吃含膳食纤维的食物，构建多样化饮食结构

食物进入消化系统后，可直接改变肠道正常菌群的定植环境，影响菌群的生长繁殖，进而影响肠道微生态的平衡。饮食不当是导致人体微生态失衡的重要因素。主食中含糖较高，进食较多后易导致肠道菌群多样性下降，甚至会抑制某些有益菌增殖。膳食纤维是肠道细菌的"驱动燃料"，肠道菌群发酵膳食纤维后可以产生短链脂肪酸，短链脂肪酸可以给上皮细胞提供能量、加强肠黏膜的屏障功能、参与机体的免疫调节，瓜果蔬菜是健康肠道菌群最好的营养来源。高脂饮食、高糖饮食、酒精、食品添加剂可造成肠道菌群失衡，导致人体患病风险增加。

（2）保持适度运动

积极的运动可以增加肠道菌群多样性、促进肠蠕动、有利于抑制小肠细菌的过度生长、促进益生菌的生长，经常运动可以改善睡眠、放松心情，良好的睡眠可以调节肠道蠕动，有利于小肠细菌过度生长的治疗。适度的运动是维持机体免疫微生态平衡的重要方法，此外运动还有促进机体内源性激素的分泌、预防和治疗骨质疏松、保护和维持关节的功能。运动要有一定的强度，循序渐进、持之以恒，逐步增加锻炼强度，持续时间越长受益越

大，所以应当终身运动。但需要注意，过度的运动有害健康。

（3）保持睡眠充足

睡眠不足或睡眠障碍相关疾病会破坏肠道微生态平衡，有研究发现失眠患者中伴随胃肠道功能异常的比例最大，而消化系统疾病患者与健康人相比也更容易发生失眠。睡眠是大脑发挥调节功能的重要生理过程，肠道菌群可通过神经、内分泌、免疫和代谢等多种途径参与人体睡眠觉醒机制的调节，睡眠障碍患者的肠道菌群会发生改变，而肠道菌群的改变也会影响睡眠，因此保证充足而良好的睡眠有利于维持肠道菌群平衡，促进身体健康。

（4）多吃含益生菌的食物

益生菌可通过免疫和非免疫机制影响致病菌破坏肠黏膜，阻止相关疾病的发生发展。此外，益生菌及其代谢产物有利于促进机体恢复免疫平衡，起到防治疾病的作用。平素饮食中进食富含益生菌的发酵食物，尤其是富含活的益生菌的发酵食物（如自制酸奶），是补充益生菌及其有益代谢产物的最佳手段。

（5）不滥用药物

很多药物都会通过干扰细菌繁殖或直接杀菌作用破坏肠道菌群平衡。其中抗生素最易引起肠道菌群失调，破坏菌群生物多样性。此外，滥用抗生素还可继发真菌感染。解热镇痛药、抑酸药的长期使用也会干扰肠道菌群。因此平素生活中，为了维护肠道菌群平衡，应当慎重应用药物，避免过度用药。

05 既病防变：从"炎"到"癌"分几步？

癌症是当今社会严重威胁人类健康的疾病之一，中国新增癌症病例与死亡人数逐年递增。但是癌症的发生并不是一朝一夕，早在 1863 年，Rudolf Virchow 研究团队就发现肿瘤组织中含有大量的炎性细胞浸润，提出了肿瘤源于炎症的猜想。近年的研究发现，"非可控性炎症"（如持续的或低强度的刺激、靶组织处于长期或过度反应等）确实参与了肿瘤发生、生长、发展和转化各个阶段。日常生活中忽略的炎症可能正悄悄地以"炎症－癌前病变－癌症"的步伐发展。

胃癌在全球范围内具有很高的发病率与死亡率，据世界卫生组织统计，我国 2020 年新发胃癌病例数约占全球的 50%。胃部肿瘤的发生与长期的慢性炎症息息相关，胃癌是慢性非可控性炎症恶性转化的经典疾病模型。Correa 经典级联反应模式，即慢性非萎缩性胃炎→慢性萎缩性胃炎→肠上皮化生→异型增生 / 上皮内瘤变→肠型胃癌。胃癌的发病原因有很多，如幽门螺杆菌感染、亚硝酸盐饮食、致癌基因等，其中我国感染率约 50% 的 1 类致癌物——幽门螺杆菌作为慢性胃炎"炎癌转化"的主要诱因，是目前最明确的胃癌发生危险因素。

无独有偶，肝炎也是平时比较常见的一种疾病，生活中最常接触到的就是乙型肝炎病毒感染，如果未及时治疗，时间长了也会发展成肝硬化，最后进展为肝癌。现代生活人们的饮食结构在改变，外卖塑料制品的应用在增加，最近的研究发现炎症性肠病的患者粪便中微塑料的含量明显高于正常人，不良的饮食习惯会容易患肠道炎症，慢慢地发展成肠癌。中医的"治未病"理论认为，在肿瘤细胞形成瘤体前干预为最佳时机，别把"炎症"拖成"癌症"。

06 懒癌与中医调养

现代社会生活节奏快，压力大，不少年轻人选择"躺平"，说自己是"懒癌"发作，经常把"不要和我比懒，我都懒得和你比"挂在嘴边。殊不知医学上真的有被称为"懒癌"的癌症。"懒癌"也就是所谓的"惰性"肿瘤，即发展很慢的肿瘤，比如甲状腺癌、低度恶性的淋巴瘤等，它们发展很慢，即便不治疗，也能生存很多年。

常见的甲状腺癌具有"重女轻男"的特点，它已然成为继乳腺癌、宫颈癌后，第三大类高发的女性恶性肿瘤。不过大多数甲状腺癌都很"友好"，尤其是甲状腺乳头状癌，这种癌的恶性程度不高，发展非常缓慢，预后良好。目前甲状腺癌的治疗以手术为首选，术后辅以内分泌治疗，必要时选用放、化疗在内的综合治疗。据统计，甲状腺癌的生存率相对较高，五年内总生存率能达到80%以上。

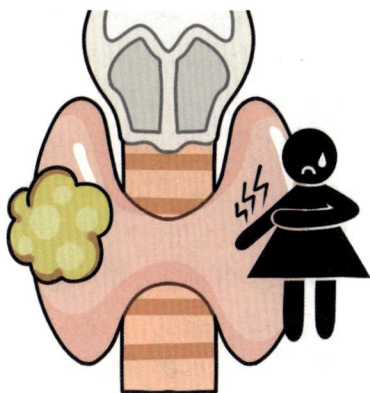

已有研究表明，雌激素能明显促进甲状腺癌生长和转移，特别是女性朋友，要避免滥用雌激素，预防甲状腺癌。情绪波动剧烈会造成内分泌失调，破坏机体平衡，增加患甲状腺癌的概率，所以要学会控制和调整情绪，避免压抑、紧张、焦虑等不良情绪，保持心情放松、愉悦。甲状腺癌术后，多见气血两虚或阴虚肝旺，可选用首乌、山药、百合等熬粥服用。

此外也要注意，久坐懒动可能会增加得癌症的概率，也就说癌症在某种程度上是"懒"出来的。缺乏运动和久坐会带来免疫力的削弱，而机体免疫力是防癌抗癌最重要的机制，人体的免疫力降低，患各种癌症的风险均会增加。因此要抽出时间，适度锻炼。

07 养生从娃娃抓起

从以前的"教育要从娃娃抓起""学习要从娃娃抓起""好习惯要从娃娃抓起",到后来的"科技要从娃娃抓起""阅读要从娃娃抓起",再到现在甚至出现了"走秀也要从娃娃抓起",字眼繁多,层出不穷。然而最近又流行起了"养生要从娃娃抓起"。不可否认,养生是现在的一大热门话题,无论男女老少,出个远门熬个夜都要念叨两句"保温杯泡枸杞"。

每天用各种朋友圈和网上的养生方法培养孩子的家长,说起来也是一套一套的,"现在的环境不比以前,不管哪方面都得注意着,尤其是小孩子的东西,好多东西可吃不得用不得的,现在看不出来,这以后都是问题啊,得让孩子从小就有个健康的好身体",其实说的也有道理。健康的身体确实重要,但是也要讲究对的方法。

养生是中医特有的概念,它是根据生命发展规律,采取能够保养身体、减少疾病、增进健康、延年益寿而进行的保健活动。很多人误认为只有生活压力大的中年人、身体衰老的老年人才需要注重养生,殊不知,儿童也是需要注重养生的群体。

要想儿童健康成长,少些疾病的困扰,日常要注重儿童的养生保健。

(1)要想小儿安 三分饥与寒

现代的孩子都是父母的掌中宝。现在生活品质提高了,总有些孩子因为在父母的溺爱下,饮食过度,不注重锻炼,硬生生变成了小胖子,伴随一系列身体不适。究其原因,主要是给孩子吃得太饱、穿得太暖。

元代儿科医学家曾世荣在《活幼心书》中云:"四时欲得小

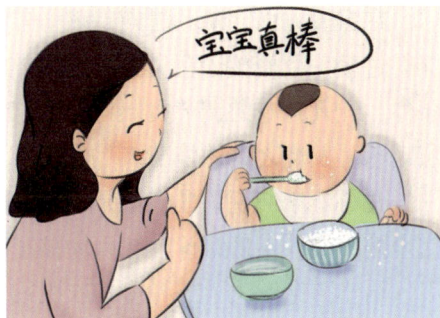

儿安，常要三分饥和寒；但愿人皆依此法，自然诸疾不相干。"并且进一步告诫世人："殊不知忍一分饥，胜服调脾之剂；耐一分寒，不须发表之功。"他的主张是让孩子保持七分饱，则脏腑不易损伤，就不易患肠胃病，自然用不着服调理脾胃的药物。

如今的家长既怕孩子冻着，又怕孩子饿着，每天想的是怎么给孩子"补"，家长拼命地喂，特别是肉食，以为多吃点，能长得快点，能长高点。殊不知，这对本就虚弱的小儿脾胃，会造成很大的负担。

中医上讲，脾主运化，主要表现在运化水谷和运化水湿两个方面。运化水谷指运化食物中的营养物质，孩子吃的饭，要经过脾胃的运化，才能将营养吸收。运化水湿指脾胃参与新陈代谢。如果总是这样胡吃海塞，脾胃就会一直不停地工作去消化吃进去的东西，脾胃得不到休息，就会受伤，孩子身体的生长代谢功能也会受损。长此以往，就会出现"小儿疳积"，即吃的东西消化不掉，"积"在身体里，导致小儿日益消瘦，肚子又很大，身体发育处于停滞状态。

当然，这里所说的"三分饥"并不是不让孩子吃饱，而是不要让孩子吃得过饱。婴儿要养成好的哺乳习惯，满月后，尽量定时定量喂养；半岁后到1岁的婴幼儿，辅食添加宜细、软、烂；1岁以后，养成良好的饮食习惯，品种应多样化，避免偏食，节制零食，按时进食。如果孩子出现不太爱吃饭，吃饭不多的情况，家长也不要逼着孩子一定要吃下去，任孩子去，如果孩子下顿饿了，自然会吃，当然中间不要给孩子吃太多零食。

在穿着方面，幼儿时期是孩子各种机能发育的时候，给孩子穿得过暖，会使孩子自身的温度调节机制受阻。家长要给他创造条件，让其自身的调节机制得到锻炼。不然一遇天气变化就容易出现感冒发烧之类的情况。

儿科专家们说，儿童不是成年人的缩小版。儿童疾病也不能完全按照成人疾病来诊治。因为孩子基础体温要比成人稍高，所以，给小孩穿跟大人一样多的衣服或多加一件不太厚的贴身内衣来御寒就够了。也可以用手试试孩子后背的温度，只要温暖无汗就行。还可根据四季不同的情况，给予不同的保暖方法。春季注意保暖，正确理解"春捂"；夏季纳凉要适度，避免直吹电风扇，空调温度不宜过低；秋季应避免保暖过度，提倡"三分寒"，正确理解"秋冻"；冬季室内不宜过度密闭保暖，应适当通风，保持空气新鲜。并且应经常到户外活动，多见风日，增强体质。

（2）常用小儿推拿法　孩子四季脾胃健

当孩子出现腹胀、腹痛、便秘、睡眠不安、翻身打滚、咬牙磨牙、舌苔厚腻、喜爱趴着睡、晨起口中有酸腐气味时，就要考虑是不是孩子食积了。

中医上常用摩腹法和捏脊法来调理脾胃，治疗食积。摩腹，是指用手掌掌面或食指、中指、无名指和小指并拢，在腹部做顺时针环形摩动。现代医学认为，摩腹事实上是个物理刺激的过程。因为食物进入人的食道、胃、小肠、大肠直到排出，都是单向流动。比如，食物从食道进来以后，它的方向就是向肛门移动，这时候摩腹给了它一种刺激的力量，给了它物理刺激，就加速了它的运行。以此改善脾胃功能，促进消化吸收。

摩腹不仅对儿童效果拔群，对成人保健的疗效也是有诗为证。中国南宋文学家、史学家、诗人陆游在多处诗词里提及摩腹，"解衣摩腹西窗下""解衣许我闲摩腹""摩挲便腹一欣然"。据历史记载，陆游一生历经坎坷，在那兵荒马乱的年代能得85

岁高寿，跟他坚持摩腹是分不开的。

摩腹养生法早在春秋战国时期就已广为流传，历代沿袭并有所发展，至今仍被许多医学家和养生家所重视。唐代医药学家孙思邈就以"食后百步行，常以手摩腹"作为益寿之道，他在《备急千金要方》中说："摩腹数百遍，则食易消，大益人，令人能饮食，无百病。"

捏脊，是中医儿科应用于消化系统疾病的一种内病外治法，以内病外治、药少力专、操作简便、实用性强为特点。

中医学认为，人体是一个整体，人体的各个组成部分通过经络系统在组织结构、生理功能、病理变化存在着统一完整的联系。捏脊疗法主要是通过捏拿小儿脊背皮肤组织所产生的良性刺激，激发和引导经络系统，调节人体的生理、病理状态，从而达到消食积、健脾胃、通经络的目的。

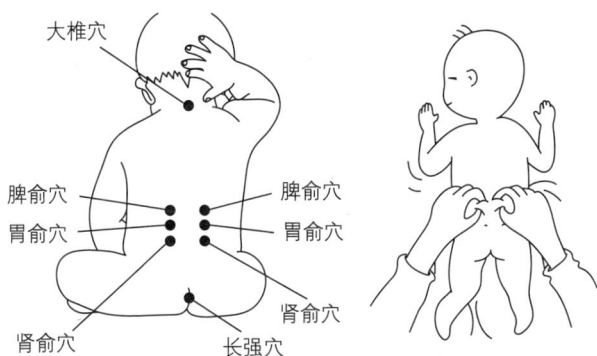

捏脊时自尾骨凹陷处起，一直向上捏至颈部，一般是从下往上捏。刚开始不要超过 5 次，手法要轻，等孩子慢慢适应了，再逐渐增加力度，一般不要超过 10 次。

（3）小儿脾胃弱 少吃这三物

一是甜腻物少吃，孩子都喜欢吃甜甜的东西，但甜腻的食物在孩子的脾胃运化过程中会产生湿气，降低孩子的脾胃运化能力，让孩子易积食，脾虚。

二是油炸物少吃，炸鸡块、薯条、汉堡等食物肯定是孩子的最爱了，但是油炸食物油脂和脂肪含量都非常高，孩子稚嫩的脾胃很难消化这两种物质。

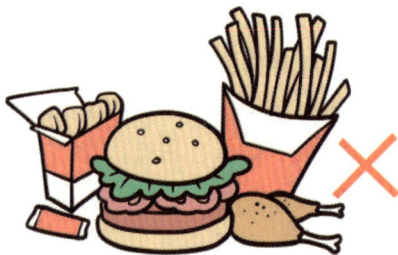

三是寒凉物少吃，夏季的雪糕、冰冻的水，甚至一些凉性的水果。脾胃怕凉，这些食物容易损伤孩子的脾胃，降低脾胃的运化能力。对于进食寒凉太多，已经脾胃寒凉虚弱的孩子，可自制消食茶：用橘皮、荷叶、炒山楂、炒麦芽，加水煮，取汁代茶饮。

08 儿童发热怎么办？——推拿退热有奇效

当儿童运动后或感冒引起发热，家长朋友们一般怎么处理呢？是不是大多数家长的第一反应都是输液打针抗生素？然而儿童本身抵抗力差，常用抗生素不仅会使孩子的体质变差，还容易导致其耐药性增加，遇到强大的细菌感染就只能束手无策了。并且非细菌感染导致的发热，使用抗生素并不能解决问题。其实，一般的轻度发热完全可以自己解决，下面一起来学习退热有奇效的小儿推拿方法。

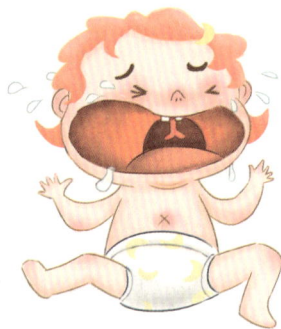

（1）清天河水

定位：腕掌侧正中至肘窝。

操作：用食中指沾水自腕，一起一落弹打直至肘，同时用口吹气，两侧分别操作。

次数：5分钟，约500次。

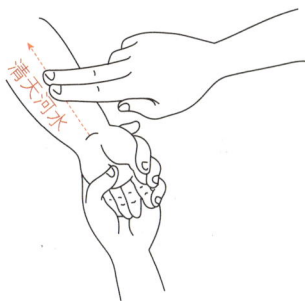

（2）捏脊

定位：后背正中，从颈至臀（大椎至长强）。

操作：用食中二指自上而下直推。

次数：5分钟，约300次。

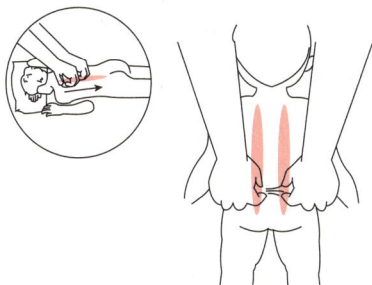

（3）开天门

定位：两眉头连线中点至前发际。

操作：用两拇指自下而上交替直推。

次数：2分钟，约200次。

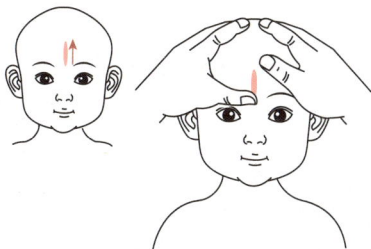

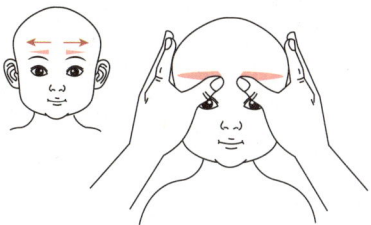

（4）推坎宫

定位：眉毛处，即眉头至眉梢。

操作：两拇指自眉心向眉梢推。

次数：2分钟，约200次。

（5）揉太阳

定位：眉梢与外眼角连线中点向后 1 寸凹陷中。

操作：用两拇指揉。

次数：2 分钟，约 200 次。

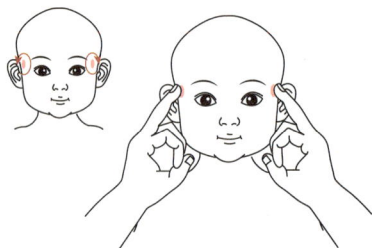

（6）揉耳后高骨

定位：耳根下方凹陷处。

操作：用两拇指或中指端揉，稍用力，以孩子出汗为宜。

次数：揉 24 下掐 3 下，操作 2 分钟。

温馨提示：

（1）小儿推拿后大多在 1 小时左右降温，其后 3 小时后体温还有可能再上升，这是由疾病本身特点形成的。每隔 3～5 小时可以再进行推拿退热尝试。

（2）小儿脏腑娇嫩，形气未充，在推拿治病时，特别要注意手法，强调轻柔、渗透，要求轻快柔和、平稳着实、补泻有度。小儿抵御疾病的能力弱，病情变化快，往往寒热错杂，虚实并见。如果无法判断儿童发热的原因，或是症状比较严重，一定要及时就医进行专业的治疗。

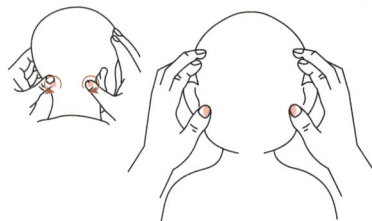

09 ▶ 守护童年视野：如何防治儿童近视？

在一个阳光明媚的周末，小明和他的妈妈一起去公园玩耍。他拉着妈妈的手说："妈妈，我想去那边的花丛看看，那里有好多五颜六色的花朵和蝴蝶。"妈妈微笑着答应了，跟着小明一起走向花丛。然而，走到一半的时候，小明突然停下脚步，皱着眉头说："妈妈，那些花怎么看起来都是模糊的？我怎么看不清楚了呢？"妈妈听后，心里一紧，她注意到最近小明看电视总是喜欢坐得很近，看书时也常常把书本拿得很近。她意识到这可能是小明视力出现了问题。

近年来，儿童近视的发生率显著增加。据世界卫生组织报告，亚洲某些地区的青少年近视率高达70%～90%。在西方国家，近视的发生率也在稳步上升，其中一些地区的青少年近视率已达到40%以上。而我国作为一个儿童近视高发的国家，随着电子屏幕使用时间增加和户外活动减少，所面临的形势更加严峻。因此，如何防治儿童近视对于提升其学习能力、生活质量有着重要的意义。

儿童近视的发生和发展涉及多种因素，包括遗传、环境及行为习惯等。近视是一种屈光异常，由于眼球的长度相对于其聚焦能力过长，导致远处的物体在视网膜前方形成焦点，从而使得远处物体看起

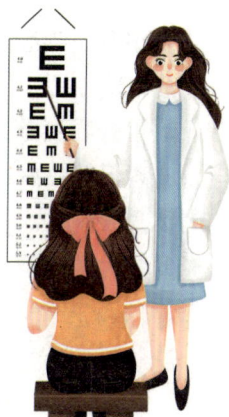

来模糊。儿童近视治疗的主要目的是矫正视力和控制近视的进展，以保护眼睛健康并提升生活质量。常见的治疗方法包括佩戴框架眼镜和隐形眼镜，其中框架眼镜是最基本的选择，而适龄儿童和青少年也可以选择佩戴隐形眼镜，如夜间佩戴的角膜塑形镜来暂时重塑角膜形状。此外，低浓度阿托品眼药水也被用于控制近视加深，通过放松眼内的睫状肌减少调节压力。因为自然光有助于控制眼球增长，因此增加户外活动也是一个不错的选择。

近年研究表明中医药疗法也颇有成效。《医宗金鉴·眼科心法要诀》记载："宜定志丸补心壮神，神足则自能远视矣。"临床可用定志丸加减来治疗心阳不足证，以补心阳益心气。此方包括人参、茯神、远志等药物，能帮助患儿开窍宁神，开窍明目；若见孩子近视且懒言少语、经常疲劳，可选择当归、熟地黄等药物补益气血。中医治疗儿童近视更具个性化，注重整体性，可积极尝试但不建议持续服用中药，以免出现性早熟。对于药物依从性较低的患儿，可针刺眼周穴位，如攒竹、鱼腰、丝竹空、瞳子髎、球后、承泣、睛明等，针刺这些部位可达到温通经络，活血行气的作用。若有不适针刺者，家长还可推拿上述穴位，简单易学且可操作性强，能有效放松眼部肌肉。除此之外，中药热敷可有效扩张眼部周围血管，增加血供，缓解睫状肌痉挛。热敷药多选用金银花、连翘、菊花等药物，通过熏蒸治疗达到畅行气血，舒经活络的作用，从而有效缓解用眼疲劳，促进视力恢复。

除了药物治疗，预防和定期检查才是避免儿童近视的关键。建议儿童保持良好的阅读习惯和生活方式，如适当的阅读距离和定时休息眼睛。家长还应定期带孩子在眼视光中心检查视力，对孩子的视力情况予以重视。

10 病从口入十之八九

《口铭》中记载"病从口入";《论语·乡党》中提到"不时不食";《本草纲目》中也记载到"饮食不节，杀人顷刻"。许多古籍文献中指出病从口入十之八九。原因主要有饮食不洁、饮食不节及自身肠胃功能虚弱。

（1）饮食不洁，主要指不讲究食材的卫生，及饮食习惯的卫生等。

（2）饮食不节指暴饮暴食、饥饱不定、进餐不定时、饮食结构不规律等饮食规律失常现象。长期饮食不规律，容易引发胃炎、十二指肠溃疡等胃内疾病及营养不良、抵抗力下降等胃外疾病。

（3）自身肠胃功能虚弱，中医所说的"脾虚体质"，多是由于脾气虚损引起的一系列脾脏生理功能失常的病理现象及病证，此类人群尤其是进食不易消化的食物后，常引起腹胀、腹泻等症状。

《黄帝内经》中指出"甘入脾""脾欲缓，急食甘以缓之，用苦甘泻之，甘补之"等。甘味药"能补、能和、能缓"，即具有补益、和中、调和药性和缓急止痛的作用。所以在脾胃的饮食保养上，可以适当食入"甘"性食物，补益脾胃。

11 中药膳食与养生

早在两千多年以前，《黄帝内经》就提出了养生的观点，"上工治未病"，未病先防的理念早就以中药膳食的发展形式体现在了日常生活中。养生一词最初出自《管子》，即保养生命以达长寿，健康和长寿是人们一直追求和向往的美好愿望。中药膳食养生就是按照中医理论，调整饮食，注意饮食宜忌，合理地摄取食物，以增进健康、益寿延年的养生方法。

（1）遵循中医传统理论

中药膳食建立在中医阴阳五行的基础上，《素问·至真要大论》指出："辛甘发散为阳，酸苦涌泄为阴，咸味涌泄为阴，淡味渗泄为阳。""五味入胃，各归其所喜，故酸先入肝，苦先入心，甘先入脾，辛先入肺，咸先入肾，久而增气，物化之常也。"如阳虚怕冷的人可以多食羊肉等温热性食物，海参属于味咸，能入肾经而起补肾的作用。

（2）饮食有节

《素问·上古天真论》提出："上古之人，其知道者，法于阴阳，和于术数，食饮有节，起居有常，不妄作劳，故能形与神俱，而尽终其天年，度百岁乃去。"其中的"饮食有节"指在日常生活的饮食中要有节制，有节律，讲究食品安全。不可以盲目的，无节制的大补，这样反而会伤害到自身的平衡，达到相反的效果。

（3）三因制宜

日常饮食要考虑因时、因地、因证的养生方式，孙真人《卫生歌》曰："春月少酸宜食甘，冬月宜苦不宜咸。夏要增辛减却苦，秋辛可省便加酸。季月可咸甘略戒，自然五脏保平安。"提示要根据春夏秋冬季节的特点进补，以达到天人合一。要根据自己的情况进行食物的选择，《灵枢·五味》指出了五脏之病饮食随五味所宜："脾病者，宜食秔米饭、牛肉、枣、葵；心病者，宜食麦、羊肉、杏、薤；肾病者，宜食大豆黄卷、猪肉、粟、藿；肝病者，宜食麻、犬肉、李、韭；肺病者，宜食黄黍、鸡肉、桃、葱。"比如，在日常生活中饭后过饱，可以服用山楂等。

（4）药材质量

中药材有道地药材的概念，是优质中药材的代名词，指药材质优效佳。但是在日常生活中，更加推荐使用饮食的搭配，在药材的选择上可以使用普通药材进行日常养生，道地药材的使用应该在临床中医医生的指导下熬药时使用。

12 重口味能抗癌

民间有"吃好葱姜蒜，病痛少一半"的谚语，意思是说葱姜蒜不仅是日常必备的调味品，如果正确食用，还是治疗各种疾病的好帮手。大葱、生姜、大蒜具有抗炎、抗菌、抗肿瘤、抗氧化等药理作用。

生姜可温中止呕、解表散寒。生姜对外感风寒、寒冷腹痛、感冒初起无汗、头痛发热等症状有较好的疗效，也可缓解晕车、晕船等不适，外出游玩时，可以在出门前切生姜片贴于肚脐上或内关穴位处，可减轻晕车、晕船的不适。

大蒜素具有较强杀菌、抑菌作用，是大葱、大蒜中主要活性成分，在极低浓度时可抑制多种革兰阳性球菌和革兰阴性杆菌，被誉为天然广谱植物抗菌药。大蒜素的抗菌作用是由于大蒜素分子中的氧原子与细菌生长繁殖所必需的半胱氨酸分子中的巯基相结合而抑制了细菌的生长和繁殖。大蒜素具有预防胃癌发生的作用，可以直接杀伤肿瘤细胞，抑制肿瘤组织的过度生长增殖，诱导肿瘤细胞凋亡，具有增强巨噬细胞的抗肿瘤活性作用。姜辣素类是生姜中辣味成分，也是生姜中主要活性成分，具有抗肿瘤、抗菌等生物活性。大蒜素、姜辣素类成分是从天然植物中提取的，是天然广谱植物抗菌药，由于其作为天然抗菌药，细菌对其不会产生耐药性。

世间万物皆有利弊，葱姜蒜应合理利用，摄入过多，可能会适得其反，适当摄入对身体有一定保健作用。

13 "冬吃萝卜夏吃姜"——四时养生的中医智慧

"冬吃萝卜夏吃姜，不劳医生开药方"，相信每个人都听说过这个谚语，但其中包含着什么样的原理，蕴含哪些中医智慧呢？这里就不得不提到中医中的一个术语：春夏养阳，秋冬养阴。它是指人体应该顺应自然界的四时变化，春夏两季保养阳气，秋冬两季应保养阴气，以达到阴阳平衡的状态。中医学认为，萝卜性凉，味辛甘，入肺、胃经，有消积滞、化痰热、下气、宽中等功效；生姜性微温，味辛，入肺、脾经，有发散风寒、温中止呕、化痰止咳等功效。因此，"冬吃萝卜夏吃姜"刚好符合四季养生的规律，所以流传至今。

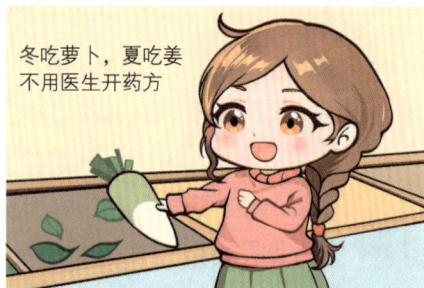

冬吃萝卜，夏吃姜
不用医生开药方

常言道："春生、夏长、秋收、冬藏，"人体也应顺应四时阴阳，在秋冬季节蓄养精气，以供来年生长消耗。冬令进补一般以膏方为最佳，通过补益精气使人体内的阴精得以充满，平调体内阴阳，也有助于春夏阳气的升发旺盛。秋冬气候干燥，人们常吃冰糖炖雪梨、百合莲子粥等滋阴润燥，改善皮肤干燥、肺热燥咳，这也是秋冬养阴的体现。

当然，在日常生活中，还是以适度为要，如果过度滋阴补阳，如夏季过食羊肉，秋冬过食阿胶等滋腻之品，造成人体阴精阳气的蓄积，反而不利于身体健康。

14 天人相应——四时养生

自然界一年有春、夏、秋、冬四个季节，表现为春温、夏热、秋凉、冬寒的气候变化和春生、夏长、秋收、冬藏的发展规律。中医学认为，养生应顺应天地阴阳四时四季的变化，调整精神、饮食和起居，达到天人合一的状态，"春夏养阳，秋冬养阴"之说即由此而来。

春季养肝是中医四时养生学中的重要理念。春季五行属木，与五脏中的肝相应，因此，春季养生应以养肝为主。春季气候多变，风邪盛行，因此防风保暖尤为重要。在作息上，应顺应春气，夜睡早起，这样有助于阳气生发。肝经分布于人体两侧，侧卧睡眠有助于养肝，促进肝经气血流通。春季阳气渐生，万物复苏，是户外活动锻炼的好时节。太极拳等轻度运动，既可以促进气血流通，顺应阳气的生发，又能帮助摆脱"春困"的困扰。运动时要注意适度，避免过度劳累，以免耗伤阳气。在情志调养方面，肝主升发，喜条达而恶抑郁，春季应保持平和的心态，避免暴怒等负面情绪，以免损伤肝气，可以通过冥想、听音乐等方式来调节情绪，保持心情愉悦。春季饮食调养也是养肝的重要环节，春季五色属青色，因此应多进食青绿色的食物，如青菜、西蓝花、空心菜、菠菜、芹菜等。同时，春季饮食应疏肝火而养脾胃，可选择红枣、枸杞、山药等清淡温补之品，药材上可选用茯苓、菊花、党参、麦冬等泡茶煮粥，以养肝补脾。此外，春季养阳还可以选择针刺、艾灸或点按肝经上的穴位如太冲穴，以及督脉上的肝俞穴，有助于养肝护肝。

夏季五行属火，与五脏中的心相应，因此应注重养心安神。夏季，由于天气炎热，人体容易出汗，失去大量水分和电解质，需要及时补充水分，保持体内水分平衡。作息上宜晚睡早起，中午小憩，以顺应夏季昼长夜短的特点，保证充足的休息和睡眠，有助于恢复体力，缓解疲劳。防中暑也是夏季养生的重要一环。在高温环境下，人们容易中暑，出现头晕、恶心、呕吐等症状，因此，应避免长时间暴露在高温下，室内空调温度设置不宜过低，一般不低于26℃，以免温差过大导致身体不适。情志调养方面，夏季五志属喜，但过喜则伤心。因此，夏季要保持平和的心态，避免大喜大悲，以免损伤心气。可以通过听轻音乐、阅读等方式来调节情绪，保持心情愉悦。饮食调养方面，夏季五色属赤，因此可以选择红色的食物来养心，如西红柿、红枣、红豆等，夏季饮食宜清补，可以选择绿豆汤、荷叶小豆汤等具有清热解暑、养心安神的食物。同时，要避免因贪凉而暴食冷饮、瓜果等，以免损伤脾胃。在中医特色疗法方面，夏季养阳可以选择针刺、艾灸或点按心经上的穴位如神门穴，以及督脉上的心俞穴，有助于养心安神。

秋季五行属金，与五脏中的肺相应，因此秋季应注重养肺。在秋季，保持大小便及汗液通畅非常重要，有助于排出体内多余的废物和毒素，维持身体的健康状态。秋季早晚温差大，因此要注意及时增减衣物，避免受凉。但也不必过早穿上厚棉衣，以免过早收敛阳气，影响身体的适应能力。作息上，应早睡早起，以顺应秋季的气候特点，有助于肺气宣发和肃降。情志调养方面，秋季五志属悲，悲伤肺。因此，秋季应保持乐观开朗的心态，避免过度悲伤或忧愁，以免损伤肺气。可以通过参加户外活动、与朋友交流等方式来调节情绪，保持心情愉悦。饮食调养方面，秋季五色属白，因此可以选择一些白色的食物，如莲子、莲藕、梨、白萝卜等。同时，秋季进补也应注意滋阴润燥，保养肺阴，可以在煮粥炖汤时加入百合、莲子、麦冬、沙参、枸杞子、冬虫夏草等食材药材。在中医特色疗法方面，秋季养阴可以选择针刺或点按肺经上的穴位如太渊穴，以及督脉上的肺俞穴，有助于养肺润燥。

冬季五行属水，与五脏中的肾相应，因此要注重养肾。肾为先天之本，藏精主骨生髓，养肾不仅能增强人体的抵抗力，还能为老年的健康打下坚实的基础。肾开窍于耳，因此经常按摩耳部可以补肾、调节气血，具体做法可以是双手握空拳，以拇、食二指沿耳轮上下来回推摩，直至耳轮充血发热。作息上，冬季气候寒冷，宜早睡晚起，保持充足的睡眠，以抵御严寒，养精蓄锐。在保暖方面，冬季要特别注意保持头暖、足暖、背暖。头部是诸阳之会，足部远离心脏，血液供应少而慢，背部则是人体阳中之阳，为督脉循行之处。因此，这些部位都是保暖的重点。日常养肾有三法值得推荐：一是冷面，即用20℃左右的冷水洗脸，可以提神醒脑，促进血液循环，增强机体抗病能力；二是温齿，即用35℃左右的温水刷牙和漱口，中医学认为"齿为肾之余"，保护牙齿就是保护肾脏；三是热足，即睡前用45～55℃的热水泡脚，可以促进血液循环，增强免疫力，改善睡眠质量。在情志调养方面，冬季五志属恐，恐伤肾，因此，应该保持心神安宁，避免过度惊恐和紧张，以免损伤肾气。可以通过冥想、瑜伽等方式来调节情绪，保持心情愉悦。饮食调养方面，冬季五色属黑，因此可以选择一些黑色的食物来保养肾精，如黑豆、黑芝麻、桑椹、海参、乌骨鸡等。此外，羊肉等温肾壮阳的食物也是冬季养肾的好选择。在中医特色疗法方面，冬季养肾可以选择针刺、艾灸或点按肾经上的穴位如涌泉穴，以及肾俞穴、命门穴、关元穴等，以达到养肾强身的效果。

四时养生是中医学的重要理念，强调人与自然环境的相互关联和相互影响。四季轮回，每个季节都有其特定的养生重点和方法，春季养肝、夏季养心、秋季养肺、冬季养肾，通过调整作息、饮食、运动及情志等方面，可以更好地适应四季气候的变化，有效调节身体机能，增强抵抗力，从而预防疾病的发生。尽管现代社会生活节奏日益加快，环境变化纷繁复杂，依然可以汲取传统养生智慧的精髓，通过学习和实践，保持身心的健康和平衡。顺应自然，与自然和谐共生，达到天人合一的至高境界，就能健康安然地度过每一个春夏秋冬，享受生活美好。

15 轻断食养生

随着人们生活水平的不断提高，可食用的食物种类不断增加，人们逐渐养成了暴饮暴食等不良饮食习惯，肥胖发病率逐年增加，轻断食逐渐成为一种流行的减肥饮食方式，由英国医学博士麦克尔·莫斯利发起。其实我国古代即有"辟谷"的养生方式，长沙马王堆出土的《却谷食气篇》（汉初）就有最早记载，是我国第一部辟谷疗法专著，《黄帝内经》中亦有食忌疗法、饥饿疗法的记载。辟谷是指不吃五谷杂粮，而以药食等其他之物充腹，或在一定时间内断食。轻断食与辟谷均属于饮食控制疗法，两者都是通过改变饮食方式进而使身体变得更加健康。

据研究显示，轻断食/辟谷具有减肥减重、调节血糖血脂、改善胰岛素敏感性、延缓衰老、调节情绪、改善血液循环、改善肠道微生物群环境、减少患癌风险等优点。轻断食/辟谷比较适合身体超重、腰围过大、血脂升高、胰岛素敏感性下降，且控制食量能力较差、工作忙碌没时间调整饮食的人。轻断食主要有"5+2断食法"和"16+8断食法"。

5+2断食法：指每周中不连续的两天每天只摄取500kcal（女生）或600kcal（男生）能量的食物，其余5天自由饮食。

16+8 断食法：每天在 8 小时内进食，其余 16 小时禁食。

辟谷和轻断食期间宜摄入高蛋白、低脂、低碳水、低热量的食物，如蔬菜、水果、鱼肉、豆腐等。此外，要确保摄入充足的水分，并且不要过长地持续辟谷和轻断食，长期实施可能降低身体免疫力，引发不良反应，如头晕、乏力，甚至可能导致严重健康问题，如营养不良和心血管疾病。因此，不建议擅自长时间进行辟谷和轻断食。在尝试这些方法之前，最好咨询医生或营养师的建议，以确保安全性和适用性。

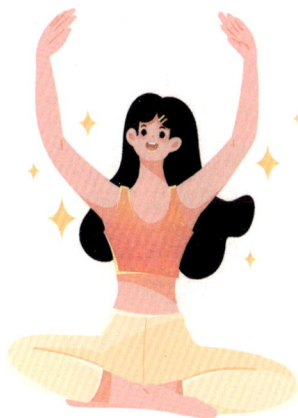

轻断食≠节食

16 以"樂"为"藥"：神奇的五音疗法

传说在古代，有的医生不用针药，音乐亦可疗疾，谓之"一曲终了，病退人安"。用乐如用药，繁体字中，乐、药、疗三字同源，音乐与药物、治疗有着天然的联系。五音是中国传统音乐文化的重要元素，是指古人对五声阶名的称谓，即角、徵、宫、商、羽。对应五行，即木、火、土、金、水，与人体内相应的脏器（肝、心、脾、肺、肾）的功能活动，从而将五音与五脏紧密联系起来。

五音疗法的历史源远流长，四千多年前古埃及就运用音乐为患者减轻疼痛，称"音乐是灵魂之药"。在中国，对音乐治疗功效的认识可追溯到春秋战国时期，《黄帝内经》提出了"五音疗疾"。《左传》记载了秦国医家医和论述音乐与疾病的关系，认为音乐像药物一样有五味，正确地享受音乐有益身心健康。音乐由最初作为养生、防病、怡情的手段，逐渐发展到治病疗疾。五行音乐疗法是运用五音中某一个音为主调的音乐，在中医理论指导下遵循五行生克制化规律来治疗疾病的方法。古代中医学认为如同药方配伍一般，中医五音疗法中乐器的搭配、音调的变化，与情志、脏腑之气产生共鸣，达到畅通经脉、振奋精神的效用。现代医学理论认为，当音乐振动与人体内的生理振动，如心率、心律、呼吸、血压等吻合时，就会产生生理共振共鸣，从而对人体进行调治。

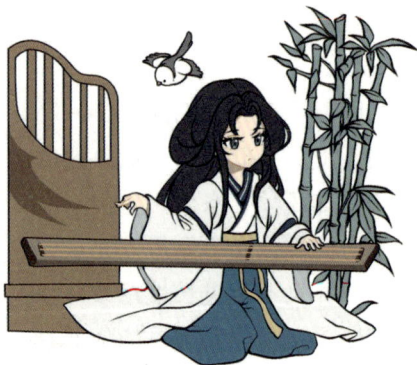

当前，五音疗法已逐渐被推广应用于临床中，例如有腹胀、嗳气、食欲不振等消化系统不适症状，医生会推荐聆听宫调音乐疗愈，中医学认为，这类疾病的病位多在脾胃，五音疗法中脾胃对应宫音——Do。宫调音乐多由埙吹奏，安详、平稳、柔和而流畅，如同大地涵育万物、包容一切，达到调神、稳定心理的作用，所以能调和脾胃、平和气血。宫音的代表曲目有《梅花三弄》《阳春》《春江花月夜》《月儿高》等。

中医五音疗法是疗愈疾病非常有效的手段，当处在病痛之中时，也许一段悦耳的音乐就会极大地疏解情绪，缓解疼痛，安抚心灵。五音疗法强调以养生保健和预防身心疾病

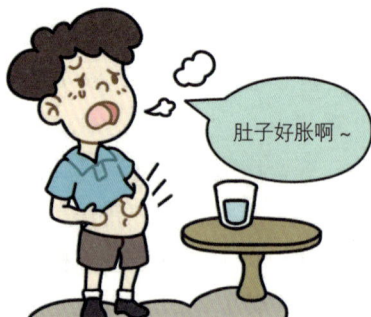

肚子好胀啊~

为主，以治疗身心疾病为辅，凸显了中医"治未病"思想的独特优势。

17 运动养生

中医强调阴阳平衡、气血调和，而养生运动不仅是一种源远流长的中国传统运动类型，而且通过其合理的身体活动，促进气血流通，达到调和阴阳、增强体质，并且助益于人的健康、长寿，也能带给人快乐、幸福等真切的生命体验。

张仲景《金匮要略》曰："四肢才觉重滞，即导引、吐纳、针灸、膏摩，勿令九窍闭塞。"孙思邈《备急千金要方》曰："养性之道，常欲小劳，但莫大疲及强所不能堪耳。"吕不韦《吕氏春秋》曰："流水不腐，户枢不蠹，动也。形气亦然，形不动则精不流，精不流则气郁。"这些经典原文展示了中医对于锻炼的深刻理解和丰富实践。

中医强调锻炼要顺应自然、适度而为，注重调节身心平衡，从而达到养生延年的目的。在现代社会，这些原则仍然具有重要的指导意义，养生运动既包括专门以养生为目的的运动，如五禽戏、八段锦等，也包括具有养生功能的其他运动，如太极拳、气功、步行和慢跑等。这些运动方式既符合中医的理论，又符合现代人的生活习惯和健身需求。例如，太极拳注重意守、调息、动形的统一，通过缓慢而连贯的动作，调节呼吸，调和气血，达到强身健体的目的。气功通过调节呼吸和身体姿势，引导体内的气息流动，以达到调和阴阳、调节脏腑功能的效果。步行和慢跑是最自然、最简单的锻炼方式，对身体健康有益。

八段锦一直以来都是中医比较推崇的一种锻炼方法，自从在央视春晚火了一把之后，就被各个年龄段的人所推崇，可谓人尽皆知，老少皆宜。那么，八段锦到底是什么呢？对人们又有哪些好处呢？

第一式
双手托天理三焦
作用：通三焦经、心包经，促进全身气血循环，改善各种慢性病症状。

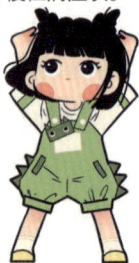

第二式
左右开弓似射雕
作用：疏通肺经，同时治疗腰腿、手臂、头眼部等疾病。

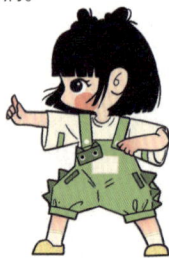

第三式
调理脾胃须单举
作用：调和脾胃两经的阴阳，增强人体正气，主治脾胃不和。

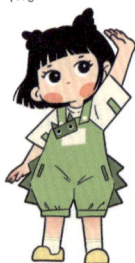

第四式
五劳七伤向后瞧
作用：疏通带冲二脉及胆经，治疗劳损引起的颈椎和腰椎疾病。

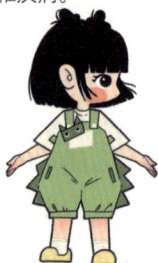

第五式
摇头摆尾去心火
作用：通心包经、心经、小肠经，治疗心火旺所致的气血两虚、头昏目眩和脚步不稳，增强腰力、脚力和眼力。

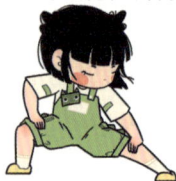

第六式
两手攀足固肾腰
作用：通肾经和膀胱经，强筋骨、固腰肾，治疗腰酸背痛、手脚麻木、腰膝酸软等。

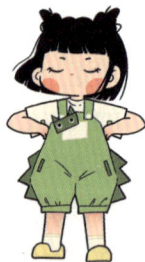

第七式
攒拳怒目增气力
作用：疏通肝经、胆经，治疗气血两虚、头昏目眩、头重脚轻，增强臂力、腰力、腿力和眼力。

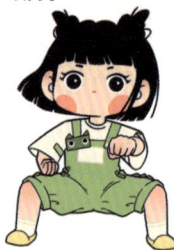

第八式
背后七颠百病消
作用：利用颠足使得脊柱得以轻微地伸展和抖动，去邪扶正，接通任督二脉，贯通气血，消除百病。

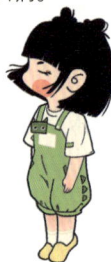

八段锦属于健身气功，并不属于武术范畴，古人把这套动作比喻为"锦"，意为动作舒展优美，如锦缎般优美、柔顺，又因为功法共为八段，每段一个动作，故名为"八段锦"。

在练习八段锦时，简便记忆八个口诀，即："两手托天理三焦，左右开弓似射雕，调理脾胃须单举，五劳七伤往后瞧，摇头摆尾去心火，两手攀足固肾腰，攥拳怒目增气力，背后七颠百病消。"可不要小看这几则短句，如果真的用心将每个动作做到位了，会发现十几分钟的八段锦，已经让全身关节都转了个遍。

在中医理论中，"四肢者，诸阳之本也"，四肢强盛，能促进阳气生长，促进阴阳转换，所以，八段锦能振奋阳气。中医学认为，经络者，内联五脏六腑，外通四肢百骸。筋骨顺，则经络通，进而调摄脏腑。八段锦能调节心肝脾肺肾，可谓其动作平淡无奇，却有大用途。

传统的养生运动是养生观念指导下的运动，是运动与养生的有机融合。在外观看来，虽与平时其他运动相比没有什么过人之处，但在内观的角度来看，中医养生运动关键在于动作柔和，心态平静。内观是指观察自己内心世界，将注意力放在自己身上，正可谓"收心守性"。此外，中医还强调运动养生的原则和方法。运动方法要科学，讲究意守、调息、动形的协调统一。运动要持之以恒，循序渐进，不可急于求成。同时，运动要切合实际，根据个人的年龄、体质和健康状况来选择适合自己的运动方式和强度，保持身心健康，以此监督身心状态的自我修正。

18 ▶ 田园养生

随着城市化进程的加快，人们对自然环境和健康生活的向往与日俱增。田园养生提供了一个与自然亲近、远离城市喧嚣的场所，使人们可以放松身心，呼吸新鲜空气，远离城市污染和快节奏生活的压力。田园养生，指的是以田园为生活空间，以农作、农事、农活为生活内容，以农业生产和农村经济发展为生活目标，回归自然、享受生命、修身养性、度假休闲、健康身体、治疗疾病、颐养天年的一种生活方式。随着中草药种植在乡村的产业振兴中得到了普遍的重视，提升中草药种植价值，并将这种价值科学应用到日渐增长的田园康养产业具有重要意义。以草药种植为基础，以中医养生为理念，设置养生餐饮、药膳、果酒、中医理疗、药浴等养生体验项目，打造中药养生品牌，可以成为田园养生的重要内容之一。

在中草药种植方面，中医学的五脏理论与园艺疗法的五感相对应。肺主皮毛，开窍于鼻，鼻窍为嗅觉通道，皮毛为触觉的主要器官。肾主骨，开窍于耳，双耳为听觉通道。脾主肌肉，开窍于口唇，口唇属于味觉的入口。肝主筋，开窍于目，目为视觉通道。心主血脉，开窍于舌，舌为味觉的通道。园艺疗法通过五感途径吸收植物的能量，进而影响人体的生理和心理状态，有助于调节身体的阴阳平衡、协调脏腑功能，并通过经络系统传导能量，促进气血畅通，达到身心健康的目的。这种理论在中医的"内病亦可以外治"观念中找到了一定的共通点，强调了内外调和、整体调理的重要性。

19 "说多了都是泪"
——中西医角度看"过敏"

每年三月、八月就进入了过敏季。很多人眼睛流泪、鼻子不通，过敏群体暴增，已成为患病高发群体。过敏激增的原因是什么？如何预防和治疗？中医在治疗过敏方面有何对策？

（1）近年来，过敏人数越来越多，临床上是否患者明显增多？他们有什么共同点？

过敏，说多了都是泪。有的人接触花粉就会不停地打喷嚏，有的人食用了牛奶或者鸡蛋皮肤会发红发痒，有的人用了某种面膜或者化妆品脸上会起皮疹，有的人甚至晒太阳也过敏……

过敏又称"变态反应"，是身体受一种或多种物质（过敏原）刺激后引起的组织损伤或生理功能紊乱。轻度过敏可能仅出现瘙痒、皮疹等，重度过敏可能会出现喉头水肿、休克等症状，如抢救不及时可能引起死亡。过敏可以发生在各个年龄段人群，过敏体质者尤其要注意。

全球范围内，约有 2.5 亿人有食物过敏症，3 亿人患有哮喘，4 亿人有鼻炎，总人口中十分之一有药物过敏反应。过敏被列为全球第六大慢性疾病，世界卫生组织早已把过敏性疾病列为 21 世纪重点研究和防治的疾病之一。

有机构发布报告认为，全世界有 30% ～ 40% 的人曾经或者正在被过敏困扰，过敏已从一般疾病上升到影响广泛的公共卫生安全事件。我国正在经历过敏性疾病患病人群从稀少到众多的发展。

有人纳闷"我原来不过敏啊，现在怎么过敏了"？现代生活环境容易让人"敏感"，过敏患者按照原因可以分几个大类。

①过敏体质具有遗传性。如果妈妈是过敏性体质，孩子有 50% 的可能性也是过敏性体质；如果父母都是，则孩子是过敏性体质的可能性在 70% 以上。

②衣食住行都可能引发过敏。90% 的食物过敏是由牛奶、鸡蛋、花生、小麦、大豆、坚果、鱼虾和贝类造成，食品调味、防腐、保鲜、着色等化学制剂也是引起过敏的危险物质；居室装饰中使用的油漆、壁纸以及穿的化纤衣服等，都可能引发过敏；还有生活充满着"新"，新电器、新化妆品、新食物，即便是自然物种如花草树木，也在人为的干预下产生了不少新品种，致人过敏的花粉种类相应在增加；出行范围的扩大，加大了人们接触过敏原的机会。

③过敏是个"富贵病"。过敏性疾病的发病，发达国家和地区高于发展中国家和地区；城市高于乡村，农村孩子较城里孩子

少患过敏性疾病；高薪阶层或专业人士的子女较低薪阶层的子女更易患过敏性疾病。这个可能与"卫生假说"有关，即当人处于过于干净的环境时，免疫系统会对正常的物质产生过度反应，导致过敏的发生率上升。

④环境污染。研究发现，即使在健康人群中也会有70%的人在持续雾霾天气出现鼻塞、鼻干、流涕及喷嚏等症状，空气污染已成为导致鼻腔疾病的重大致病因素。

⑤压力大。精神高度紧张是诱发过敏性疾病的原因，睡眠不好、睡眠太晚、睡眠剥夺导致亚健康，易造成免疫系统失衡。

⑥药物性过敏。由青霉素、磺胺剂等引起的药物过敏。药物过敏一般与用药剂量无关，不管用药量多少都有可能对特定药物过敏。

过敏分季节性过敏和常年性的过敏。季节性发病常在某一季节中暴发，花粉则是世界范围内最常见、最重要的过敏原。从地区划分，草花粉是主要影响北方的过敏原，包括整个西北地区，内蒙古、陕西、甘肃、青海等，也包括受影响的北京、山西、河北等省市，影响范围广，季节性强。北京协和医院调查，我国北方地区主要致敏花粉是蒿属花粉，与沙区治理有关。螨虫为南方地区的主要过敏原，受气候条件影响大。

季节过敏性鼻炎如不经治疗，25%～38%将发展为哮喘，且病情逐年加重，最终发展为常年哮喘、肺气肿、肺心病。

过敏原分布与季节密切相关。树花粉过敏常发生于春季，真菌过敏则发生于夏季，草花粉过敏发生于秋季，冬季冷空气也会刺激过敏性疾病的发作。此外，还有食物过敏、药物过敏、化妆品过敏、紫外线过敏等令人防不胜防。而螨虫，是常年性过敏原。对于螨虫过敏的患者常年都会有发作症状，而在春夏季加重。

（2）针对过敏原的不同，平时生活中要注意以下事项

①对花粉和孢子过敏的人群，出行最好佩戴口罩、眼镜，皮肤尽量不裸露在外面；也可以使用鼻腔过敏原阻隔剂，出发前喷一喷，把花粉等过敏原和鼻腔黏膜接触的机会阻断掉。在花粉季节，过敏患者的居所建议以少通风好，门窗都要紧闭，以减少花粉飘进房间。尽量少去公园等花粉、柳絮较多的地方，避免吸烟和在公共场所等吸入二手烟。雨后空气中漂浮物减少，是室外活动的好时机，要同时避免昆虫叮咬。

②外出时注意防晒，尤其是日光性皮炎、季节性皮炎的人，更要避免阳光的直接照射，注意皮肤的清洁保湿。

③尽量避免进食辛辣刺激及海鲜等食物，少吃生冷食物。

④对于尘螨过敏的防护，要保持室内干燥通风，减少使用地毯和布艺沙发，床上用品用55℃以上热水定期清洗，以杀死尘螨，晒棉被后要进行拍打，把尘螨尸体拍掉。床垫、床底、被子、枕头、沙发、地毯、窗帘、绒毛玩具等所有容易积尘的地方定期吸尘清洁。

⑤养成良好生活习惯，均衡饮食，适量运动，保持作息规律，尽量避免过度疲劳。

（3）临床上如何治疗过敏？

过敏性鼻炎的治疗体系包括：①避免接触过敏原，这既是预防又是治疗手段；②规范的药物治疗，主要有鼻喷激素治疗和口服抗组胺类药物治疗；③有针对性的脱敏治疗，即通过间断皮下注射或口服过敏原的方式，逐渐增加剂量，从而使过敏患者免疫状态得以改变，产生对过敏原的耐受。经过2～3年的脱敏治疗后，即使中止治疗，疗效仍能持续数年以上。因此，脱敏治疗亦称"免疫治疗"，是过敏性鼻炎治疗体系中的最高形式。

现代医学认为，过敏是一种免疫变态反应性疾病，肥大细胞是过敏反应的主要参与者，这是因为它们参与脱粒，即将组胺和

其他炎性物质释放到血流中，从而导致全身性休克。使用抗组胺药、鼻喷激素等对症药物只是短期抑制过敏，患者再次接触过敏原又会复发。过敏群体防范和治疗过敏最有效措施是尽早查清楚过敏原，避免接触过敏原和接受规范系统的脱敏治疗。

过敏原检测一般包括两个方面，第一方面是过敏原的体内检测，常常采取过敏皮肤试验。可检查的过敏原包括通过呼吸道吸入，通过食物摄入，以及通过皮肤接触的化学过敏原，这三类过敏原囊括了正常人群能够接触的绝大部分过敏原。第二方面就是通过抽血检查来进行检测，通过定量的方式能更加准确判断患者过敏的级别。

医生通过结合病史及过敏原检测，可以为患者制定详细的治疗方案。当前针对病因的治疗方法为过敏原特异性免疫治疗，也称为脱敏治疗，一般需要 3～5 年的时间。

黄花蒿花粉变应原舌下滴剂和粉尘螨舌下滴剂等是目前最新的对因治疗的药物。按照疗程每天将药液滴到舌下，坚持 3～5 年，症状能够获得明显缓解。

（4）中医治疗调理建议

一般来讲，西医的治疗方法是提前吃药，整个过敏季不间断药物，有的人甚至要吃一辈子。中医在缓解过敏症状方面有什么调理的建议？

为什么现在过敏人群越来越多呢？从中医角度讲，"正气存内，邪不可干""邪之所凑，其气必虚"，正气不足，抵抗力和耐受能力下降，是过敏性疾病的根本原因。先天禀赋不足，加之后天生活环境和方式的影响，导致肺肾气虚，使得风、寒、燥、火、湿等外邪容易侵犯肌表，带来表证（过敏）。从脏腑分型，人体的过敏是由于肺、脾、肾三脏功能衰弱、失调造成的。过敏可以分为三种：肺虚型、脾虚型、肾虚型。

①肺虚型：通常会出现鼻子发痒、不通气、打喷嚏、流清

涕、嗅觉减退等症状，严重的还会引发鼻窦炎和过敏性结膜炎。中医学认为，所有外界的致病因素都是邪气。肺脏司呼吸，肺脏还在体表四面建立了一套防御系统，保证毛孔适时开合，使外界的风邪类致病物质无法侵入，中医学称之为卫气。当肺虚时，卫气就会失灵，鼻黏膜会最先敏感地感受到外界刺激，如果邪气侵害到气管、肺或者皮肤组织，呼吸道不适的症状也会出现。对于肺虚型的过敏，推荐中成药玉屏风颗粒，可代茶饮用。

②脾虚型：以肠道不适为主要症状，往往食欲不振、腹泻、恶心呕吐、腹部胀气，患者的皮肤易出现划痕或发生食品过敏。如果一个人平时说话声音响亮，会被称为是中气足，中医以为这就是脾气充足。脾功能良好则中气足，中气足就会气血旺盛，身体健康；而当脾虚中气不足时，运送废物的能力也随之降低。于是脾虚体质的人群就会容易出现过敏反应。对于脾虚型的过敏人群，饮食方面就要忌过饥过饱、过量饮酒、过食油腻和过酸咸等食品，同时可以应用中成药如归脾丸、健脾丸等。

③肾虚型：患者感觉精神不振，有时还会觉得颈后寒冷、腰部酸疼、四肢不暖，起夜也较平常次数增多。中医所说的肾为人体的先天之本，是提升人体一身"正气"，也就是抗病能力之所在。肾气不足时全身机能都会下降，同时也会影响肺脏和脾脏的功能。对于肾虚型的过敏人群重在温阳补肾，可以在医师指导下选用中成药如附桂八味丸、右归饮等。

另外还有一些常用中成药，如防风通圣丸有双解之功，既解表又通里；槟榔四消丸有消积化滞之功，通腑泻下之用；川芎茶调散有疏风解表，活血止痛的功效。需要在中医师指导下应用。

除了常规药物治疗，远离致敏原的同时，患者还应该通过调整生活方式、食疗等积极地改善体质，扶助正气，从而消除过敏性疾病产生的土壤。

现代的过敏反应科学是一门交叉学科，过敏的发病部位涉及呼吸系统、皮肤、消化系统、眼部等，有时需要不同专业的中医学和西医学的医生们密切合作、联合治疗。

患者不要只关心症状的缓解，忽视针对其根本病因的治疗；不要因恐惧激素而擅自停药；更不要相信所谓的"偏方"，导致误诊误治。

（5）中医对过敏儿童的治疗对策

近些年来，食物过敏的儿童患者越来越多，中医在此方面有何研究与对策？

食物过敏的儿童，如果有严重过敏反应，必须严格回避诱发症状的食物，非严重过敏反应适度避食，不要过度避食。避食的同时要注意营养的替代。儿童时期，90%以上的食物过敏与鸡蛋、牛奶、花生、大豆、小麦、鱼、虾、坚果有关，它们是儿童营养的重要来源。

西方国家食物过敏最主要的是花生过敏，我国主要是牛奶、鸡蛋过敏。调查显示中国鸡蛋过敏患病率3%～4%；牛奶排第二，婴幼儿最易产生过敏反应，牛奶过敏患病率是0～3岁＞4～17岁＞成人。约70%牛奶、鸡蛋轻度过敏的儿童都能耐受充分加热后的牛奶或鸡蛋，可以减少严格饮食回避所带来的不良影响。

中医临床治疗表证（过敏）方面的办法是很多的，大方向的治疗方法有辛凉解表、辛温解表、清热解毒、疏散风热、通腑泻下等。合理应用这些办法可以缓解症状，有时候又可根治其本。中医对证的治疗以散风止痒、祛湿利水、祛痰化饮、解痉平喘、通窍、行气活血等为主。小青龙汤、麻杏石甘汤、射干麻黄汤、苍耳子散、消风散等都是常用方剂。名医祝谌予创立过一个著名的过敏煎方：防风、银柴胡、乌梅、五味子、甘草各10g，临床可用于各种变态反应性疾病。有报道用本方加味治疗过敏性鼻炎、荨麻疹、紫癜、过敏性咳喘等都有较好疗效。适应证：凡过敏试验阳性者，均可在中医师指导下采用本方。

中医的非药物疗法也有一定效果，有时效果可以优于药物疗法。可以到中医院进行小儿推拿和捏脊治疗，家长也可以配合自行学习，每天按摩孩子的印堂、鼻通、百会、迎香、风池、尺泽、曲池等穴位，能起到辅助治疗的作用。此外，配合针刺、艾灸、穴位贴敷、耳穴压豆、拔罐等疗法，往往能进一步提高疗效，但需要执业中医师或针灸师操作。

生活起居方面，过敏体质儿童要保持室内清洁，被褥、床单要经常洗晒；室内装修后不宜立即搬进居住；春季减少室外活动时间或佩戴口罩，以防止花粉过敏；家中不宜养宠物；起居应有规律，适当参加游泳等体育锻炼以增强体质，调畅情志，避免情绪紧张加重病情。

过敏性疾病治疗是否有效还取决于家长教育，这在食物过敏治疗中尤其重要。需要特别注意的是，一旦发生严重的过敏反应，千万不要自作主张用药，一是可能药不对症，二是影响医生的正确诊断。一定要在医院查明病因后，在医生的指导下对症治疗。

20 中医美容——面部美容刮痧，拥有好气色

相信大家在不少平台看见过明星分享自己的"护肤秘籍"——面部刮痧，说长期用可以起到紧致提拉、排水肿、淡纹等功效。看到明星推荐，很多人都想给自己来一套刮痧套装，通过这种简单的操作来淡纹。那么面部刮痧真的这么神奇吗？

头面为人之首，凡周身阴阳经络无所不聚，头面是全身脏腑、肢节经络的反应中心，通过刮拭面部特定穴、区、带，加强

了头目与全身内外的联系。通过一定的运板技巧，使经络、气血运行通畅，而达到通经脉，调气血，集治疗、保健、美容三用。经常刮拭可消除病态，加强机体抗病能力，具有润肌、美容、祛斑、除皱效果。一起来学习这套"面部美容刮痧"，除皱祛斑消水肿，轻松拥有好气色。

（1）工具的选择

刮痧工具没有硬性要求，常用的刮痧板是用水牛角制成的。水牛角刮痧板的色泽暗红，呈半透明状，表面光滑，摩擦一般不产生静电，对皮肤无毒、无刺激。另外，水牛角本身也是一味中药，其性味辛、咸、寒，具有清热解毒、凉血、定惊等功效。刮痧板也有选用天然黄牛角、羊角、玉石、陶瓷制成的，还有融合美容仪特性的微电流刮痧板。无论何种材质，选择的刮痧板都要完好，不可以有破损。

（2）正确的持板方法

用手握住刮痧板，刮板的底边横靠在手心，五指自然放在刮板的两侧。面部刮痧宜采用刮痧板棱角或前缘 1/3 的部位刮拭，便于掌握刮拭部位而不损伤皮肤。刮痧板与所要刮拭的皮肤呈 45°～ 90°。

（3）操作步骤

①印太三步刮：由内向外分三步刮拭。第一步自印堂穴向上至前发际（神庭穴下）1/2 处向左右沿发际下至耳前之耳门穴；第二步自印堂穴至前发际 1/2 处向左右方向经阳白穴至太阳穴；第三步自印堂穴向左右沿眉上刮至太阳穴。

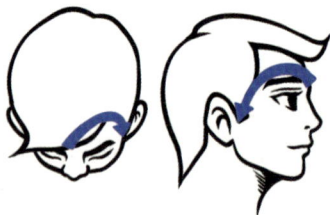

②眼周刮：由内向外刮，先起板于睛明穴，向上至攒竹穴，沿眼上方向左右刮至瞳子髎穴；再起板于睛明穴，向下沿下眼眶经承泣穴（或四白穴）至听宫穴。

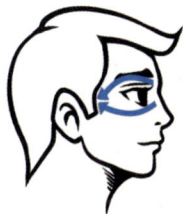

③鼻旁刮：起板于鼻翼旁迎香穴，向左右经颧髎穴、下关穴至对耳轮穴处。因为鼻子部位骨性结构较突出，对操作手法有较高的要求，所以除了治疗某些特定的疾病，鼻部一般很少刮拭，可用刮痧板棱角对重点穴位进行点按等轻柔操作。

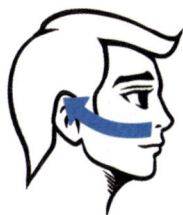

④承风刮：起板于承浆穴，斜向上方经地仓穴→颧髎穴→曲鬓穴→角孙穴至风池穴。

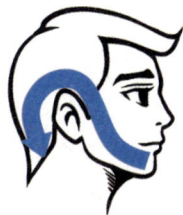

⑤颈前刮：由下颌两侧至两锁骨上区域，以环状软骨为中心，左右两侧从上至下各刮两行，手法宜轻柔，不可太重。

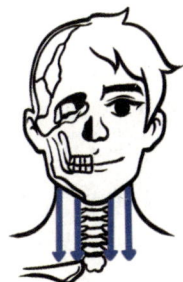

（4）刮痧的禁忌证

①有危重症如严重心脏病、心力衰竭、肝衰竭、肝硬化和肝腹水的患者，禁止刮痧。

②有出血性倾向的疾病患者，如血小板减少性紫癜、白血病，禁止刮痧。

③传染性皮肤病、皮肤容易过敏、皮肤有破损和炎症，或外

伤骨折处及皮肤不明原因包块等，禁止在病灶部位刮痧。

④孕妇、经期妇女，过饥、过饱、过渴者禁止刮痧。

（5）注意事项

①在面部刮拭前，一定要使用面霜、精油等刮痧介质；面部刮拭的过程中，用力要均匀，切不可太用力，以免牵扯出皱纹。面部刮痧以疏通经络、促进气血循环为目的，不宜出痧，以刮完微微潮红为佳。

②每两次刮痧之间的时间间隔 3～6 天。如果面部皮肤出痧，须待痧退后才可以进行下一次刮痧。

刮痧疗法是不用针的针灸术，不用手的按摩术。但不要忘记，最好的美容产品是规律的生活以及积极向上、乐观的心态！

21 趁热打"贴"："冬病夏治"之"三伏贴"，你贴对了吗？

每逢夏日三伏天时，大家是否注意到街上行人颈后、胸前、膝盖等处会经常贴着"小膏药"呢？这就是最近几年越来越受大众欢迎的三伏贴。那么三伏贴到底是什么？又能治什么病呢？

三伏贴是"冬病夏治"的一种治疗方法。"冬病夏治"理论源于《黄帝内经》，它是依据"春夏养阳，秋冬养阴"观点，也就是根据四季的阴阳寒热变化发展而来的中医治病指导思想，是中医"天人合一"和"治未病"观点的具体应用。冬病是指某些好发于冬季或在冬季易加重的虚寒性疾病，由于机体素来阳气不足，又值冬季外界气候阴盛阳衰，以致正气不能祛邪于外，造成一些慢性疾病，如慢性咳嗽、哮症、喘症、体虚易感、慢性肠胃炎等反复发作或加重。夏治是根据"春夏养阳"的原则，在夏季三伏时令，自然界和机体阳气最旺之时，通过温补阳气、散寒驱邪、活血通络等治疗措施，一方面能增强机体抵抗病邪能力，另一方面又有助于祛除阴寒之病邪，从而达到治疗或预防上述冬季易发作或加重的疾病的目的。

在"冬病夏治"疗法中，最常见的是贴"三伏贴"，此疗法是在三伏天用辛温祛寒药物在某些特定穴位进行贴敷，并持续刺激这些穴位，引起穴位局部皮肤充血，甚至起疱。这是通过经络的调节作用，以温阳理气，驱散内伏寒邪，调节脏腑功能，既可改善临床症状，又可提高机体免疫力。

（1）适合"三伏贴"的疾病及人群

①呼吸系统疾病：支气管哮喘，慢性支气管炎，过敏性鼻炎，体虚易感冒等；常见敷贴穴位有天突、膻中、大椎、肺俞、膈俞等。

②消化系统疾病：慢性胃肠炎、胃肠功能紊乱、消化不良、肠易激综合征等；常见敷贴穴位有脾俞、胃俞、中脘、身柱、命门、巨阙、水分、足三里、太溪、太冲等。

③亚健康调理：免疫功能低下、阴虚体质、阳虚体质、气虚体质等；常见敷贴穴位有大椎、至阳、命门、肾俞、脾俞、关元、神阙、中脘、足三里等。

④运动系统疾病：肌肉酸痛、颈椎病、关节炎、腰腿痛等；常见敷贴穴位有阳陵泉、肝俞、肾俞、涌泉、关元、足三里等。

⑤儿科疾病：哮喘、咳嗽、体虚易感、厌食、腹泻、遗尿、汗证等；常见敷贴穴位有大椎、脾俞、肾俞、肺俞、足三里、中脘、神阙、关元等。

（2）"三伏贴"的禁忌人群

①2岁以下及发热小儿、孕妇忌贴。

②对于一切属于热性的疾病，如肺炎及多种感染性疾病急性发热期患者。

③咳吐黄色浓痰、咯血、衄血或易出现口腔溃疡等内火较

重者。

④对敷贴药物或敷料成分过敏者，特殊体质及接触性皮炎等皮肤病患者。

⑤皮肤过敏、瘢痕体质者及贴敷部位的皮肤有创伤、溃疡、感染者。

⑥严重心肺功能疾病患者、严重糖尿病患者等。

（3）"三伏贴"的注意事项

①贴敷期间应减少运动，避免出汗过多。

②尽量减少电风扇和空调直吹，当天不建议洗冷水澡，贴敷4～6小时以后可以温水冲浴。

③避免生冷刺激、海鲜、牛羊肉等食物。

④贴敷局部皮肤可能出现潮红、灼热或轻度麻木、刺痛、瘙痒，在一段时间内可能遗留色素沉着，均属贴敷后正常反应。因个人体质有异，对药物敏感程度不同，如出现明显疼痛不适感，可缩短贴敷时间。如出现小水疱，不用惊慌，注意保护创面，避免抓破感染。若水疱很大，皮肤红肿疼痛剧烈，请及时来院就医处理。

三伏贴无须都挤在"三伏"第一天，只要每次贴敷间隔十天即可，于晴天 10:00 ～ 17:00 贴敷为佳。

七、中药养生篇

01 ▶ 制何首乌，养肝还是伤肝？

何首乌是蓼科植物何首乌的干燥块根，是临床上常用的一味具有补益作用的中药。经不同炮制方法，何首乌可制成为生何首乌和制何首乌两种中药饮片，其中生何首乌具有解毒、截疟、润肠通便的功效，但是生何首乌的肝毒性非常大，所以目前一般入药使用的是制何首乌。

【何首乌】

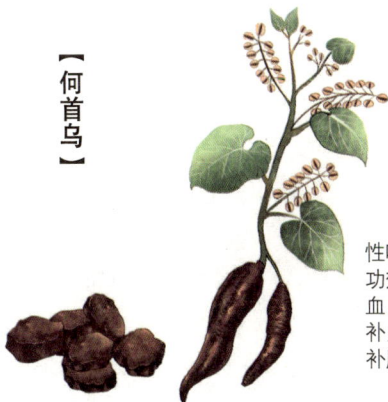

性味：微温，苦、甘、涩。
功效：其块根入药可安神，养血，活络，解毒。制何首乌可补益精血，乌须发，强筋骨，补肝肾。

制何首乌是否伤肝，需要根据具体情况判断。中医学认为，制何首乌味苦，甘，涩，性微温，归肝、心、肾经，增强了生何首乌补肝肾、益精血、乌须发、强筋骨、化浊降脂的作用。临床中主要用于血虚萎黄、眩晕耳鸣、须发早白、腰膝酸软、肢体麻木、崩漏带下等病证的治疗。所以合理、适量地使用制何首乌治疗疾病和调理身体，一般不会对肝造成损害，反而能补肝肾。根据国家卫生健康委、国家市场监督管理总局发布的文件，何首乌在限定剂量内可"药食同源"。现代人脱发白发问题很多，可将制何首乌 12g、粳米 160g、红枣 3～5 枚，文火煮粥，加入适量红糖，再煮一沸，趁热服食。

现代药理研究表明制何首乌含有蒽醌类的衍生物，此类物质在体内代谢过程中，容易产生对肝脏有毒性的化合物，如制何首乌中的主要活性成分二苯乙烯苷在肝脏中代谢转化成大黄酸、大黄素等物质，引起肝细胞坏死，造成肝功能损伤。如果过量服用或长期服用，容易引发黄疸型肝炎，甚至危及生命。所以临床上使用何首乌，即使是制何首乌，也一定要非常谨慎，避免大量、长期服用。

02 酸枣仁——中药里的"褪黑素"

据世界卫生组织统计，失眠患者约占全世界总人口的 1/4，仅在中国就有约 3 亿人存在睡眠障碍问题。在中医学中，将失眠称为"目不瞑""不得卧""不寐"，《黄帝内经》中提出，阳不入于阴，导致阳气亢盛于外，阴气亏虚于内，从而造成了失眠；《难经》中指出，失眠多见于老年人，主要是老年人经脉阻滞、气血衰弱诱发失眠；此外，思虑太过致血液耗伤，造成不眠。当前，人们经常会出现作息不定、思虑过度的情况，白日气血流动偏向脑侧，夜间熬夜不睡，导致阳气无法回归阴血中蓄藏，久而久之就会出现阳不入阴，诱发失眠。目前，最常采用的治疗睡眠障碍的临床药物是镇静类化学药（如苯二氮䓬受体激动剂），但这类药物不良反应很多，如具有成瘾性、戒断反应明显等，无法从根本上解决问题。失眠不仅会引起精神萎靡、头痛头晕等症状，还有可能引发内分泌失调、皮肤无光。长期失眠会造成身体免疫力低下，加大了感染其他疾病的概率，所以失眠对人体健康是具有一定危害性的。

　　酸枣仁作为中医首选的安神良药，被古代医家称为"调睡参军"，西方人则称之为"东方睡果"，是鼠李科植物酸枣的干燥成熟种子，有养心补肝、宁心安神、敛汗生津的功效，主要用于治疗虚烦不眠、惊悸多梦等。《金匮要略》中更有经典名方酸枣仁汤治疗"虚劳虚烦不得眠"，即治疗肝血不足，虚热内扰所导致的失眠、神经衰弱、心脏神经官能症、围绝经期综合征、抑郁症等，效果显著。

　　（1）在日常生活中可以选择酸枣仁食疗养生，辅助睡眠：①酸枣仁、夜交藤泡茶。酸枣仁含有丰富的生物碱、黄酮，在催眠、镇静等方面具有良好效果，并且能促进人的免疫力提升；夜交藤具有补阳滋阴、降血压、安神益脑的作用，同时夜交藤还能在一定程度上消除疲劳、益气养血，泡茶饮用可改善失眠多梦患者的临床症状。②酸枣仁粥。适用于心悸失眠、多梦、心烦发热、体虚的人群。③中药足浴。临床上常见的用于改善失眠症状的足浴药方有两种：丹参 20g、夜交藤 30g、远志 15g、磁石 60g；酸枣仁 20g、合欢皮 10g、朱砂 5g、远志 20g。

　　（2）以下人群需慎用：①情绪比较激动以及身体过度劳累的人群。②过敏体质的人群。③体质虚弱的人群。④痰浊、食滞之实邪或肝郁化火之失眠患者不宜大量内服。⑤大便滑泻者不宜单味药大量服用。⑥老年患者及婴幼儿不宜大量长期服用。

03 ▶ 疏肝解郁：逍遥丸

说起逍遥丸，其早已在诸多中成药行列中处于"明星"地位，在男女老少之间均广为流传。逍遥丸由柴胡、当归、白芍、白术（炒）、茯苓、炙甘草、薄荷、生姜组成，不仅是疏肝健脾的代表方，还是妇科调经的常用方。常用于肝郁脾虚所致的郁闷不舒，胸胁胀痛，头晕目眩，食欲减退，月经不调等病。

时至今日，它并没有荒废"中医实力"，而是依然散发出"岐黄魅力"，在临床多科室用药中都能见到它的身影。在当代社会背景下，因长期压力大，思虑过度而导致肝气不舒，体内气机不畅，造成生理、心理疾病的人比比皆是。民间有"天下十个人，九个欠逍遥"的说法。那么这该怎么办呢？当然是通过疏肝健脾理气来调畅全身气机，气通了，心理和生理自然就"如释重负"。相信很多人都知道逍遥丸是日常生活常备药，可谓"西有冰美式，中有逍遥丸"。此外，综合以往古代医家经验以及现代医学研究，不管是内科、外科、妇产科、男科还是五官科疾病，只要有精神神经方面的症状如心情郁闷、精神沉默、胁肋胀满、唉声叹气、注意力涣散、食欲缺乏、脉有弦象者，应用即可取得理想的疗效。

那么，平时可以在什么情况下自行服用逍遥丸缓解不适呢？如果您有月经不调、痛经等妇科问题，平时又总是没有精神，吃嘛嘛不香，那么逍遥丸就可以给您提供帮助。因为方中含白芍、当归等养血调经之品，对于以上症状有着不错的改善效果。再比如您查出乳房结节或增生，在中医看来，这些大多是由于肝气郁结，思虑过度导致的，这种疼痛往往会在情绪抑郁或生气时有加重的迹象，这个时候也是使用逍遥丸的最佳时机，可帮助疏肝理气，改善并缓解疼痛。同理，逍遥丸在用于调理甲状腺结节时，也有着不错的效果。如果你每次情绪激动，紧张，或者生气，都会头痛，那么这个时候也不妨试试逍遥丸！

逍遥丸的功效还有很多，不仅能够用于调理月经，消散乳腺结节、甲状腺结节，还能改善头痛、耳鸣问题，并在调理口苦，在除雀斑、治胃痛、调白发方面也是有着不错的改善效果的，所以非常适合现在绝大多数人使用。可谓，烦心事情少不了，吃完逍遥烦不了。

04 千古名方：六味地黄丸

案例故事

刘阿姨最近苦恼坏了，总感觉腰膝酸软，于是在女儿的推荐下选择去看中医。到了医院后，医生问她是否还伴有口燥咽干、潮热盗汗，刘阿姨连忙称是。考虑到最近工作出差，她问医生能不能开点中成药方便携带，医生便开了六味地黄丸。

六味地黄丸出自宋代著名儿科医家钱乙所著《小儿药证直诀》，是从医圣张仲景《金匮要略》中所载肾气丸化裁而来。其药物组成：熟地黄八钱（24g），山萸肉四钱（12g），干山药四钱（12g），茯苓三钱（9g），牡丹皮三钱（9g），泽泻三钱（9g）。

本方为补肾填精的基础方、常用方、经典方，方中重用熟地黄为君药，填精益髓，滋阴补肾；山萸肉补益肝肾，涩精固托，为臣药；山药既能补肾固精，又补脾以助后天生化之源，亦为臣药；三药相配合，补肝脾肾，称为"三补"。泽泻利湿泄浊，防熟地黄之滋腻；牡丹皮清泄肝火，并制山萸肉之温涩；茯苓健脾渗湿，配山药补脾而助健运；三药相配，所谓"三泻"。全方六药合用，补泻兼施，滋补肾之阴精而降相火。

六味地黄丸虽好，却不是人人都能用。该方适应证为肾阴精不足，主要表现为头晕耳鸣，腰膝酸软，骨蒸潮热，盗汗遗精，舌红苔少，脉细数。肾阳虚者（如面色偏白、畏寒肢冷、小便清长或夜尿多等），湿热体质者（如平素口苦口臭、皮肤出油、大便黏腻等），脾胃虚弱者（如食欲不振、腹胀便溏等），感冒发热者，不宜服用六味地黄丸，误用反而会加重病情。

此外，在六味地黄丸的基础上，临床上通过药物的加减又形成了不同的方剂。常见的有知柏地黄丸、杞菊地黄丸、麦味地黄丸、归芍地黄丸等，上述药物都有滋阴补肾的作用，但又有各自的偏重点。知柏地黄丸偏于滋阴降火，尤其适用于肝肾阴虚，虚火上炎证：潮热盗汗，耳鸣遗精，血淋尿痛；杞菊地黄丸偏于养肝明目，尤其适用于肝肾阴虚证：视物模糊，眼睛干涩；麦味地黄丸偏于滋补肺肾，滋补肺肾，尤其适用于肺肾阴虚证：虚烦劳热，咳嗽吐血，潮热盗汗；归芍地黄丸偏于滋阴养血，尤其适用于肝肾阴虚血少证：头晕目眩，耳鸣咽干，午后潮热，腰腿酸痛，足跟痛。

05 气血双补八珍汤

在现代社会，随着人们生活节奏加快和压力增大，很多人常常感到乏力、气短还有心慌、失眠、面色苍白。从中医的角度讲，这是气血两虚的表现。气虚主要表现有神疲倦怠、四肢无力、少气懒言、自汗。血虚主要表现有面色枯黄或苍白、心悸、失眠、健忘。生活中，熬夜、过度疲劳、思虑过度、情绪起伏太大等都会消耗气血，可能导致气血两虚。那么中医有什么好的治疗气血两虚的办法吗？

气血双补的八珍汤就是中医临床常用的补益剂。八珍汤由人参、白术、茯苓、当归、川芎、白芍、熟地黄和甘草这八味药组成，结合了四君子汤和四物汤两大经典方剂，有益气补血的功效。方中人参被誉为"百草之王"，具有大补元气、补脾益肺、生津养血、安神益智的功效；白术能健脾益气、燥湿利水，是常用的健脾良药；茯苓有利水渗湿、健脾宁心的功效，对心脾两虚引起的心悸、失眠有很好的疗效；当归能补血活血、调经止痛，被誉为"血中之圣药"；川芎能活血行气、祛风止痛，为"血中之气药"；白芍能养血调经、敛阴止汗、柔肝止痛，对肝血不足引起的头晕目眩、月经不调有很好的调理作用；熟地黄能滋阴补血、益精填髓，对于血虚引起的萎黄、心悸、月经不调等各种症状都有调理作用；甘草是调和诸药的"和事佬"，能补脾益气、祛痰止咳、缓急止痛。八味药四君四物相合，共成益气补血之效。

当出现气血两虚的症状时，就可以使用八珍汤。如要使用八珍汤，可以用传统煎服法，即取人参、白术、茯苓、熟地黄、当归、白芍、川芎、甘草各9g，再加入生姜5片，大枣1枚进行煎煮，中小火煎至七分，去渣取汁，通口服下。也可以将八珍汤的药材与鸡或排骨一起炖煮食用。还可以将八珍汤的药材用沸水冲泡代茶饮，泡5～10分钟即可饮用。

总之，八珍汤是一种具有气血双补功效的中药方剂。但八珍汤并不适用于所有人群，例如感冒发热期间、湿热体质、儿童、高血压患者以及对八珍汤成分过敏的人等。因此，服用八珍汤前，应先寻求专业中医医生指导，在医生辨证分析病情后，再遵医嘱服药。

06 "药草皇后"蒲公英：消肿散结

蒲公英，又称为黄花地丁、婆婆丁、野苦菊等，属菊科多年生草本植物，花期通常在春末夏初。蒲公英的叶片匍匐于地，呈长条形，有很多锯齿，叶柄中空，含有乳汁，根系发达，根部肥大，在全世界范围内都很常见。由于种子可以随风飘散，使得蒲公英在草地、田野、路边等地方广泛分布。蒲公英的根、叶和花均可入药，其味微苦、甘，性寒，归肝、胃经，具有清热解毒、消肿散结、利尿通淋的功效，被誉为"药草皇后"。

蒲公英作为中药，始载于《唐本草》："蒲公英，叶似苦苣，花黄，断有白汁，人皆啖之……主妇人乳痈肿。"后在《本草纲目》《中药大辞典》《中国药典》中均有记载。《本草新编》谓其"至贱而有大功"，在去火方面，"蒲公英虽非各经之药，而各经之火，见蒲公英而尽伏"。《本草正义》记载："蒲公英，其性清凉，治一切疔疮、痈疡、红肿热毒诸证……而治乳痈乳疖，红肿坚块，尤为效捷。鲜者捣汁温服，干者煎服，一味亦可治之，而煎药方中必不可缺此。"直言其清热解毒，消肿散结力著。《本草备要》言其"专治乳痈，亦为通淋妙品"。可见，自古以来蒲公英便常被应用于治疗由热毒导致的各种疔疮结核痈疡以及湿热黄疸、热淋等病证。清炒蒲公英单方应用，即对妇女淋证、青春痘痤疮和肝火旺盛卓有功效，而蒲公英与金银花配伍更是对各种痈疮疔毒疗效颇佳。其用法多样，可服可敷，或取汁，或煎服，或新鲜植株捣敷患处，或煎汤熏洗外用均可。

此外，蒲公英的药用价值和保健作用已经得到了现代医学的证实。现代药理研究表明，蒲公英中富含黄酮类、酚酸类、萜类等多种化学成分，具有抗肿瘤、抗炎、抑菌、降糖、抗氧化、保肝利胆和调节免疫等多重作用功效。由于其具有良好的抗感染作用，现已被制成注射剂、片剂、糖浆等不同剂型，广泛应用于临床各科多种感染性炎症的治疗。

作为一味药食同源的中药材，蒲公英也是一道贯穿南北的野菜，蒸、炒、泡、凉拌……其食用方法可谓是无所不宜！它的嫩叶可以用来制作沙拉、汤，而蒲公英花可以酿造成蒲公英酒或者用来制作蒲公英花茶，也可以将其混合在面粉中，制作成蒲公英蜜饼。这些都是常见的蒲公英食用方法，当然还可以根据个人口味和创意进行其他食用方式的尝试。不过需要注意的是，采摘蒲公英时要选择生长在无污染环境的地方，并确保正确识别植物，以免误食有毒植物。

不过，蒲公英药效虽好，可它却属于苦寒性植物，并不是人人都适用，对于原本脾胃就比较虚寒的人来说，若是再服用这类苦寒性药物，不仅不能起到清热解毒的功效，反而还会加剧脾胃的负担，严重的甚至还会出现腹痛、腹泻等症状。此外，个别人群可能对蒲公英过敏，导致皮肤瘙痒、眼部刺痛、呼吸困难等，如果对其他植物过敏，尤其是菊科植物，食用蒲公英前应小心。尽管蒲公英具有一定的营养价值，但过量摄入可能引起消化不良或其他不适，适量、适宜食用是关键。

07 祛湿有妙招：红豆薏米水

为什么中医总说你"湿气重"？湿从何而来，怎么破？其实，在中医理论中，湿邪属于六淫邪气之一，是影响人体健康的重要因素。俗话说"湿气在，百病害，湿气除，百病无"。湿气又可分外湿和内湿，外湿主要和天气、居住环境有关，而内湿是由于脾脏运化功能失调，导致体内湿气过多。湿气过重可能导致身体出现各种不适，比如全身乏力、身体沉重、四肢酸重、无精打采、记忆力下降、头晕、关节疼痛、头重脚轻、大便黏腻、大便不成形、头发油腻，还会出现持续性的腹胀、腹泻、呕吐、食欲下降、体重减轻以及胸闷、气短、容易犯困等不适表现；其次，湿气重的患者，脉象相对滑、濡，舌苔多白腻或黄厚；身上会有各种疹子，包括毛囊炎、痤疮等。为了改善这些症状，中医推荐了许多祛湿的方法，其中，红豆薏米水作为一种药食同源的方式，因其简单易行、效果显著而备受欢迎。

但红豆薏米水有很多的误区需要注意。首先，在食材选择上，虽然食疗方叫红豆薏米水，但真正有祛湿作用的是中药赤小豆。《神农本草经》中提到赤小豆具有"主下水，排痈肿脓血"的功效，表明其有利水消肿和解毒排脓的作用；而《食疗本草》中记载了赤小豆和鲤鱼烂煮食之可以治疗脚气及大腹水肿，表明早在唐代，赤小豆便应用于食疗。此外，薏米祛湿，但性偏凉，对于脾虚特别是脾胃虚寒的人，如果光用生薏米就会损伤脾胃，可以选择炒用。

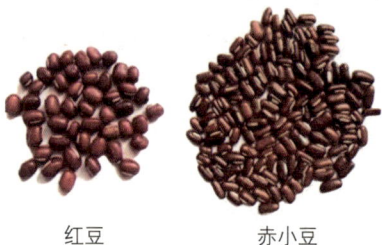

红豆　　　　赤小豆

虽然红豆薏米水有很好的祛湿效果，但也不能过量饮用，并且结合适当的运动，调整饮食习惯。在祛湿的同时，也要关注健脾，脾的运化功能正常，则湿邪不易产生。湿邪黏滞，常合并其他邪气存在，如果湿气重的症状持续存在或加重，应及时就医，找对方法，祛除湿气。

08 安神除烦：百合莲子粥

百合莲子粥是由食材百合、莲子、大米、枸杞等相互配伍而成，含有丰富的纤维素、微量元素等。其具有滋阴润肺、宁心安神、健脾和胃的功效；具有滋补强壮、提高人体免疫力、抗癌防癌的作用。

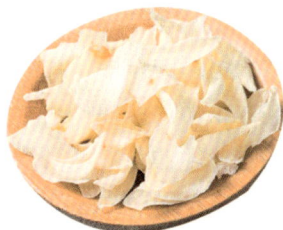

百合属多年生宿根草本植物，为药食兼优的滋补佳品，四季皆可应用，但更宜于秋季食用，具有宁心安神、美容润肤、润燥止咳等功效。宁心安神：百合能清心除烦、宁心安神，可用于热病后余热未消、神思恍惚、失眠多梦、心情抑郁等；清热解毒：百合具有清热解毒的作用，可用于治疗热毒引起的麻疹、口疮、痈疽等，有助于清除体内的毒素，净化血液；润肠通便：百合中的纤维和水分有助于润肠通便，缓解便秘问题，可以促进肠道蠕动，增加粪便的柔软度，减少排便困难；补脾胃消食：百合被视为一种滋补食材，能够补益脾胃，增强消化功能，有助于促进食欲，改善消化不良和胃口不振的问题；美容润肤：百合富含维生素，对促进皮肤细胞新陈代谢有好处。用百合煮粥食用，有一定美容作用。皮肤干燥的女性也可用百合自制面膜来保养肌肤；润燥止咳：百合鲜品含黏液质，具有润燥清热作用，尤其在秋冬季节食用，滋补润燥的效果更佳，是缓解肺燥、咳嗽等症状的天然食物；防癌抗癌：百合中含有很多生物碱，可以预防白细胞减少，提高血细胞含量，对化疗和放射性治疗后的细胞减少有明显的治疗作用。百合含有淀粉、蛋白质、脂肪及钙、磷、铁、镁、锌、硒、维生素 B_1、

维生素 B_2、维生素 C、泛酸等营养成分。百合还含有一些特殊的营养功效成分，如秋水仙碱、百合甙 A、百合甙 B 等多种生物碱。

　　莲子为莲的干燥成熟种子，分布于我国南北各省，具有补脾止泻、固肾涩精、养心安神的功效。养心安神：对于睡眠障碍的患者，莲子可以起到帮助快速入眠的作用，莲子中含有的维生素、微量元素丰富，具有很好的调节情感、放松情绪的作用，经常吃莲子能够有效镇静安神，促进入睡，提高睡眠质量；补脾止泻：莲子可以用于脾虚泄泻，此类患者表现为食欲不振、纳食不香，食后脘腹胀满不适，同时还具有倦怠乏力的表现，很多患者表现为泄泻，大便是不成形的，一日数次，有些患者还可以表现为水样便，此时可以适量食用莲子；固肾涩精：莲子还可以用于肾虚、固摄无力导致的遗精、早泄，对于此类患者可以食用莲子，帮助患者延长射精时间，减少夜间遗精的次数。莲子的营养成分丰富，常作为一种药材应用到临床治疗中，莲子的营养价值之高由此可见一斑。莲子含有丰富的蛋白质、淀粉、磷脂、生物碱、类黄酮以及多种维生素等营养保健成分，莲子中铁的含量也非常丰富。莲子所含非结晶形生物碱 N-9 有降血压作用。

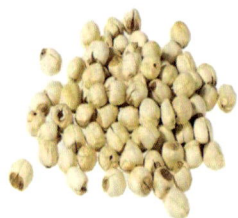

　　枸杞具有滋补肝肾、补益精血的功效。百合、莲子、枸杞等相互配伍作为药膳，具有滋阴润肺、宁心安神、健脾和胃的功效。百合莲子粥对于体质虚弱、阴虚内热所引起的失眠多梦能够起到帮助睡眠的作用；对于阴虚内热、肺阴不足所引起的干咳久咳或痰少、痰液黏稠、不易咳出等症状具有一定的调理作用。

　　对莲子、百合过敏的人群不宜食用百合莲子粥，因为吃这两种食物后可出现过敏反应，导致皮肤红疹、瘙痒及呼吸急促等过敏反应。除了上述情况以外，年老体弱者、儿童及孕妇也要慎食莲子和百合，主要是由于年老体弱者、儿童及孕妇的体质比较虚弱，吃这两种食物容易损伤阳气。莲子、百合属于药食同源的食物，一般适合大多数人食用，但阳虚体寒者不宜食用。作为中药来说，需要在中医科进行望闻问切四诊后，在医生指导下进行使用，切勿擅自搭配食用。

09 中药红曲：天然降脂的神奇力量

案例故事

李叔叔，58岁，自述近半年来常感头晕、乏力，活动后胸闷加剧，伴有腹胀不适，食欲下降，大便偏溏，小便正常。既往体健，无特殊病史，否认高血压、糖尿病等慢性病史。近期体重有所增加，约增加5kg。查体：血压135/85mmHg，神志清楚，面色稍暗，舌体胖大，苔白腻，脉滑。腹部稍膨隆，无压痛及反跳痛，肝脾未触及。血脂四项：总胆固醇（TC）7.8mmol/L，甘油三酯（TG）3.5mmol/L，高密度脂蛋白胆固醇（HDL-C）0.8mmol/L，低密度脂蛋白胆固醇（LDL-C）5.2mmol/L。

在现代社会，高血脂已成为许多人的健康隐患。高血脂不仅可能引发动脉粥样硬化、冠心病等心血管疾病，还可能与高血压、糖尿病等慢性疾病密切相关。在寻求降脂方法时，中药红曲凭借其独特的降脂效果，逐渐受到人们的关注和青睐。

红曲，又称红曲米或红曲霉，是一种传统的中药材料，是由红曲霉菌在粳米上发酵而成的，呈现出美丽的红色。这种红色源于红曲中的一种特殊物质——红曲色素。红曲色素不仅赋予红曲独特的颜色，更具备强大的降脂功效。红曲性味甘，微温，归脾、大肠、肝经，主要功效为健脾消食、活血化瘀以及化浊降脂。

红曲色素可以抑制体内胆固醇的合成，减少胆固醇的积累。同时，红曲色素还能促进胆固醇的代谢和排泄，使血液中的胆固醇水平保持在一个健康的范围内。除了红曲色素外，红曲中还含有多种其他的活性成分，如红曲酸、曲酸等。这些成分也对降低血脂有一定的作用，使得红曲成为一种天然的降脂药物。

红曲的降脂效果已经得到了科学研究的证实。一些研究表明，长期服用红曲可以有效降低血液中的胆固醇和甘油三酯水平，改善血脂异常的状况。同时，红曲还具有活血化瘀、消食健脾等多种功效，对于心血管疾病等慢性疾病的预防和治疗也具有一定的作用。

然而，红曲虽然降脂效果好，但并非人人适用。红曲素具有一定的肝毒性和肌肉毒性，长期或高剂量使用可能会对肝脏和肌肉造成损害。因此，在使用红曲时，需遵循医生建议，根据个人的身体状况和病情来选择合适的剂量和用法。此外，红曲还具有活血化瘀的功效，对于孕妇、月经期间的女性及有出血性倾向或正在出血的患者来说，应慎重使用或避免使用。

总的来说，红曲作为一种天然的降脂药物，具有独特的降脂效果及多种功效。在正确使用的情况下，它可以帮助高血脂患者降低血脂水平，预防和改善心血管疾病等慢性疾病的发生、发展。但在使用过程中，需要注意其潜在的副作用和禁忌证，确保用药安全。

10 体检血糖有点高？药食同源有妙招

随着生活水平的日渐提高，糖尿病这类"富贵病"也已飞入寻常百姓家，在生活中不再罕见。如果出现三多一少（即饮水、饮食、尿量明显增加而体重下降，这是1型糖尿病中的典型症状，但在2型糖尿病早期往往不太明显）、视力下降等表现，应该前往内分泌专科，如果符合空腹血糖受损、糖耐量异常的标准，就需要接受进一步的检查，以及生活方式干预，乃至规范的药物治疗。

中医学将糖尿病归入"消渴病"，其基本病机被认为是阴虚燥热或气虚痰湿所致。中医治疗糖尿病强调辨证施治，即根据患者的体质和具体病情进行个性化治疗。中药材的自然宝库，种类繁多，在长期发展中，发现了很多降糖、改善糖尿病并发症的药物。其中不乏药食同源的种类，打破黄褐色苦涩药液治病的刻板印象，通过中药加入日常的食谱中，给糖尿病患者提供更多辅助优化的治疗思路。

黄芪、葛根、黄连、天花粉（瓜蒌根）等是中医内分泌专家手中的精兵强将。这些药物在很多中医临床试验中都被证实有很好的降糖作用，中医师根据患者的血糖控制情况，餐前后的水平高低、降糖药物干预下的血糖波动，再结合患者当前食欲不佳、饭后饱胀、乏力等症状，综合辨证论治，调节血糖的同时整体改善糖尿病前期、糖尿病患者的整体代谢能力，提高多系统功能，促进健康。

（1）黄芪

黄芪中含有的黄芪多糖可以通过促进胰岛素分泌，增加组织细胞对于胰岛素的敏感性途径，改善糖尿病患者胰岛素分泌相对不足的情况，在很多降糖处方中多有运用。此外，黄芪纳入药食同源目录之中，具有很好的安全性。饮食调节是糖尿病治疗的关键环节，对于平时气短乏力、早起容易浮肿的患者，可以试一试将黄芪山药打粉冲服，作为早餐来固表益气，利水消肿，以更好的状态开启一天的生活。

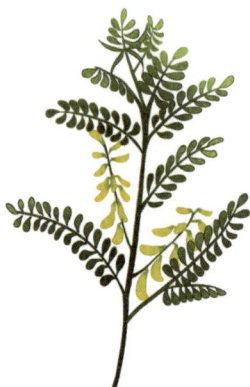

【黄芪】

性味：微温，甘。
功效：补气，止汗，利尿消肿，排脓。

（2）麦冬

研究人员通过大量动物、临床试验，发现麦冬含有的麦冬多糖能够有效降低空腹血糖、减轻胰岛素抵抗，有利于缓解高糖、胰岛素抵抗导致的肾损伤，进而实现延缓糖尿病肾、眼底等血管相关并发症的进展。此外，麦冬还能调节糖代谢相关肠道菌群及其代谢产物，在改善肠道微环境、减轻炎症反应、促进外周组织的葡萄糖利用多个层面上发挥降糖、治疗糖尿病相关并发症的作用。

对于晨起血糖偏高的患者，如果多次调节口服降糖药物仍不能有效改善，试试茶杯里放葛根、麦冬各 10g 左右，不仅有利于血糖调节，更能缓解口干眼干。

在上述代茶饮中少量加入枸杞子（约 5g），也是很好的调味选择。枸杞子甘甜，能够改善饮品口味，少量的枸杞具有修复受损胰岛细胞的作用，同样有助于降糖治疗。但单日枸杞子用量超过 15g 可能会升高血糖，造成血糖波动。

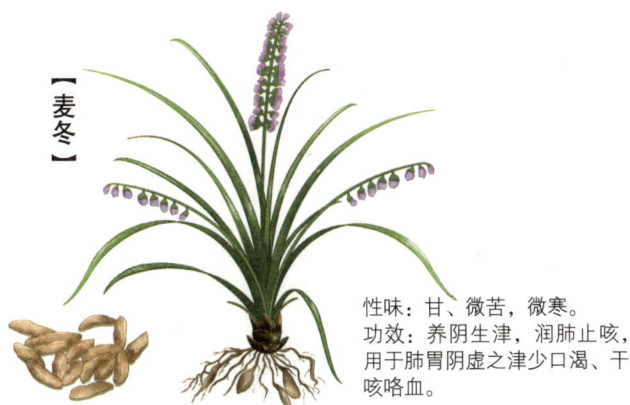

【麦冬】

性味：甘、微苦，微寒。
功效：养阴生津，润肺止咳，用于肺胃阴虚之津少口渴、干咳咯血。

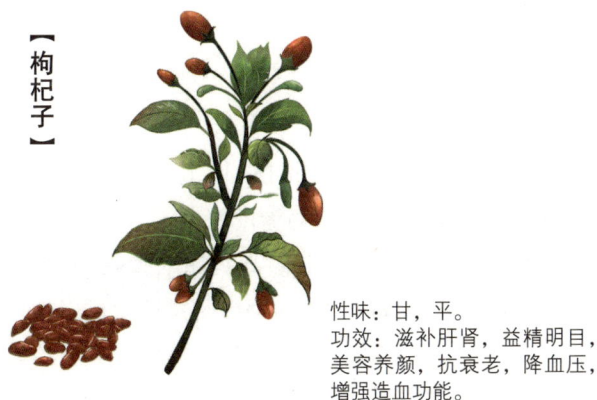

【枸杞子】

性味：甘，平。
功效：滋补肝肾，益精明目，美容养颜，抗衰老，降血压，增强造血功能。

（3）葛根

葛根根据品种分为粉葛和野葛两种，粉葛淀粉多糖类物质较多，具有健脾、益气、生津的功效，多用来制作葛粉用以食用；

野葛含葛根素较多，更适宜于降糖治疗。很多研究表明，葛根在改善空腹血糖偏高方面颇有效果，对于口干口渴、手脚心怕热、大便干结难解的患者尤其适合。身体出现以上症状，可能是糖尿病气阴受损、身体有了虚火的表现，葛根降糖，除了能降低血糖指标，还能提一提身体里的津液，标本兼治，让患者切身感受到治疗效果对生活质量的改善。

【葛根】

性味：凉，甘、辛。
功效：解肌退热，透疹，生津止渴，升阳止泻，用于表证发热，项背强痛，麻疹不透。

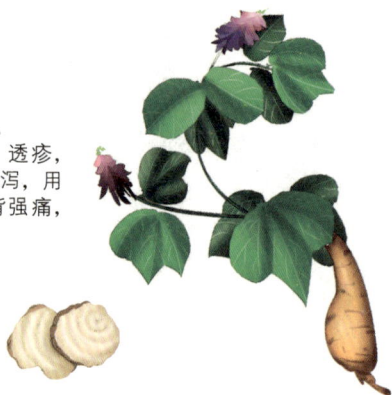

（4）黄连

国内糖尿病专家发现用量 15g 以上的黄连有很好的降糖作用，可以抑制肠道对食物葡萄糖的吸收，不仅可以调节胰岛功能，影响胰岛素的分泌，同时参与到糖的吸收和利用中。此外，对于降低与高糖情况直接相关的心血管系统疾病发生风险，黄连也显示出优秀的保护作用。口中黏腻、体重较大并难以减重的糖尿病患者，提示体内痰湿较盛，可以尝试黄连泡水辅助降糖治疗，饮食中搭配山楂也可以化浊降脂，减轻高脂造成的胰岛素抵抗。但是黄连苦寒，连续大量服用可能会损伤脾胃功能，最好在医生的指导下应用。

【黄连】

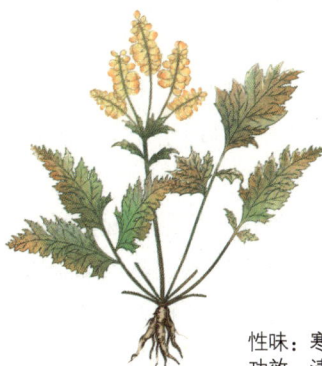

性味：寒，苦。
功效：清热燥湿，泻火解毒。

（5）桑枝

桑枝因其保健作用丰富，便宜易得的特点有着"神仙草"的美名。药食同源的它不仅具有祛风湿、利关节功效，适宜于治疗关节疼痛。对于糖尿病患者病情康复也好处多多，桑枝切片泡水作茶饮，能够有效降低血糖。它能够抑制肠道葡萄糖的吸收，对于难以坚持糖尿病饮食的"馋猫患者"很是适合。从桑枝中提取的桑枝总生物碱有类似阿卡波糖治疗餐后血糖快速升高的疗效，已经作为降糖药物生产并应用于临床治疗。

（6）地骨皮

地骨皮可以通过改善胰岛功能、促进糖异生等多种途径实现降糖。同时还具有减少内皮损伤及炎症反应的效果，对于长期血糖控制不佳，出现手脚凉、麻等外周神经损伤症状，高糖导致的血管病变等并发症患者颇有裨益。

含有中药的复合疗法可以很好地提高糖尿病患者治疗的疗效。中药在糖尿病治疗中通过缓解临床症状，如减轻阿卡波糖药物使用时的餐后腹胀、应用二甲双胍药物时腹泻、恶心等不适，使得患者在长期降糖治疗中建立较好的初期用药依从性。中医师通过辨证论治，保障疗效的同时，兼顾用药安全性。在个体化治疗方案的指导下，更好地促进病情恢复，实现健康保障。也正是中医从整体出发，宏观诊治的特点，使得疾病能从多方面得到改善，对于糖尿病肾病、眼底病变、周围神经损害等多项并发症的延缓发生展现出积极作用。并且由于中药多靶点治疗的优势，往往疗效平和持久。

尽管中药在糖尿病的治疗、日常保健中具有积极的作用，但合理使用是前提。不建议自行随意调整当前降糖方案或自行服用中药开展治疗，对于已经接受中药结合降糖疗法的患者，应注意以下两点：

①特定中药的用法。糖尿病患者在服用降糖药物期间，使用甘草、人参、鹿茸成分的补品或者食物时，可能会干扰血糖调控，引起血糖数值波动，进而影响降糖治疗的效果。

②中西药选择问题。虽然治疗糖尿病的中药往往安全性良好，在推荐剂量下可以长期服用，但也应保持健康的生活方式、监测血糖水平，并在医生指导下调整中药的使用。出现酮症酸中毒等糖尿病急性并发症时，应当及时就医评估病情。待病情稳定，在后续长期治疗中配伍中药，更有效地提高患者的治疗效果，提升患者降糖治疗的接受程度。

11 中药可以降压吗？

众所周知，高血压病是我国最常见的慢性疾病，中国成人高血压的患病率为 27.9%，大概每三位成人中就有一位是高血压患者。作为"三高"之首，高血压病严重威胁我国人民的生命健康安全。高血压的定义是非同日 3 次以上，测量收缩压 ≥ 140mmHg 和 / 或舒张压 ≥ 90mmHg。也就是说，如果单纯收缩压 ≥ 140mmHg，或单纯舒张压 ≥ 90mmHg，或两者皆升高，都可诊断为高血压。

中医学认为，高血压病与肝、脾、肾密切相关，尤其与肝关系更为密切。肝为风木之脏，主升发，高血压病患者常见头晕、头疼，便是肝阳上亢，头目被扰，导致头晕头痛。针对高血压病的治疗，中医药有着自己独特优势。

首先，中医药治未病理论认为，针对有高血压病家族聚集、生活作息不规律和过度劳累等潜在人群，应做早期预防。通过调节饮食结构、适量增加运动、避免过于劳累等方式，预防致病因素的侵袭。保持健康，正气存内，邪不干正。

其次，关于已经确诊的患者，中医药提出"已病防变"，治疗高血压病患者分为药物治疗和非药物治疗。药物治疗主要以中药为主。中药不仅病证同治，且多靶点、多途径发挥作用，可综合调节血压。

（1）天麻：本药主入肝经，可息风止痉，甘平质润，药性平和，无论寒热虚实，都可使用，为治眩晕、头痛的良药。药理学显示天麻具有降血压、扩血管、改善心肌细胞等功能。天麻多糖还有增强机体非特异性免疫和细胞免疫的作用。

（2）钩藤：本药性凉，主入肝经，既能清肝热，又能平肝阳，对心血管系统具有降血压、扩张血管、抗心律失常作用。

（3）菊花：本药辛散苦泄，微寒清热，入肝经，既能疏散肝经风热，又能清泻肝热以明目，故可治肝阳上亢，头痛眩晕。黄菊花偏于疏散风热，白菊花偏于平肝、清肝明目。故治疗高血压多选用白菊花，同时药理显示菊花制剂有扩张冠状动脉，降低血压，增加冠脉血流量，提高心肌耗氧量的作用。

（4）桑寄生：本药祛风湿，补肝肾，强筋骨，安胎元。可以补益肝肾以平肝降压，用于高血压病头晕目眩属肝肾不足者。桑寄生药理显示注射液对冠状血管有扩张作用，并能减慢心率、降低血压。

（5）夏枯草：本药苦寒降泄，主入肝经，善清泻肝火以明目。研究证实本药物的煎剂、水浸出液具有明显的降压作用，但药物相对寒凉，脾胃虚弱者慎用。

非药物治疗主要包括针灸、耳穴贴、八段锦、太极等。"经脉者，所以能决死生，处百病，调虚实"。针刺、艾灸可刺激经络，运行周身气血，扶正祛邪，进而防病治病，针灸可选取中脘、太冲、曲池、足三里、天枢、脾俞、风池以及丰隆等穴位。耳穴的药物主要是王不留行籽，用其贴压耳穴可调整阴阳，疏通经络，调和气血，安神定志，选穴为耳尖、神门、降压沟等可降低交感神经活性，兴奋迷走神经，减慢心率，进而降低血压。八段锦、太极以传统中医理论为基础，通过一系列运动达到天人合一，调节脏腑功能达到降压效果。

12 安宫牛黄丸治中风

案例故事

2023 年 2 月底，65 岁的李阿姨突然一侧身体麻木，不能言语。老伴发现后，赶紧拨打儿子电话，然后拿出家中储备的安宫牛黄丸，以温水化开，喂李阿姨服下。一小时后，李阿姨渐渐恢复，儿子也赶来将李阿姨送至医院，经过各项检查，发现李阿姨是中风了，经过治疗，李阿姨安全出院。鬼门关前走一遭，李阿姨心有余悸，时常夸赞老伴"临危不乱"，及时给自己服下安宫牛黄丸。

安宫牛黄丸是何药物，竟有如此神效？距今 300 多年前即乾隆五十八年时，瘟疫大流行，吴鞠通在继承前人"六经辨证""卫气营血辨证"的基础上提出"三焦论治",创制安宫牛黄丸,效如桴鼓,安宫牛黄丸开始被世人熟知。新中国成立初期乙型脑膜炎大暴发,安宫牛黄丸被鼓励使用。2003 年"非典"时期,中医治疗方案明确神昏者可送服安宫牛黄丸。在国家卫生健康委和国家中医药局修订的新冠病毒感染相关诊疗方案中,内闭外脱情况推荐使用安宫牛黄丸。因此,安宫牛黄丸被奉为神药,方中的天然牛黄、犀角(现已禁用,以水牛角代)、天然麝香材料稀缺,得之不易,价格昂贵,安宫牛黄丸算得上"药中贵族"了。

何为牛黄呢?就是牛胆囊中的胆结石,其中在胆囊中产生的称"胆黄"或"蛋黄",在胆管中产生的称"管黄",在肝管中产生的称"肝黄",统称牛黄。也就是说天然牛黄是自然患胆结石的牛产生的,那可不稀缺难得嘛。何为麝香?就是林麝、马麝或原麝成熟雄体香囊中的干燥分泌物。麝香走窜力强,不仅开窍醒神,还具有较强的活血通经、催产下胎之功,故妇女月经期及孕妇忌用。犀角,顾名思义,就是白犀牛、黑犀牛、印度犀牛、爪哇犀牛、苏门答腊犀牛等的角。犀牛已经被列为国家一级保护动物,因此天然犀角存世量很少,目前多由水牛角代替。

安宫牛黄丸功效为清热解毒泻火、辟秽化浊开窍,可广泛适用于临床各种原因导致的高热惊厥、神昏谵语等意识障碍或神经功能缺损等疾病,如中风、脑炎、脑膜炎等。中风最为老百姓所熟知,所谓中风,就是以突然晕倒,不省人事,伴口角歪斜、语言不利、半身不遂,或不经昏仆仅以口歪、半身不遂为主要症状的病证,西医称脑卒中或脑血管意外。脑卒中"高发病率、高患病率、高死亡率"的特点使其成为居民健康的"隐藏杀手"。中医学认为,中风的病理因素为"风、火、痰、瘀、虚",这些病理因素使机体阴阳失调,气血逆乱,上扰清窍,损伤脑脉,脑脉痹阻或血溢于脑外,则发为中风。因此家中可将"泻火"的安宫牛黄丸作为急救备药,在中风发作的急性期口服 1 丸 / 次,对于非急性期但是属于肝阳上亢之体也可以短期服用。

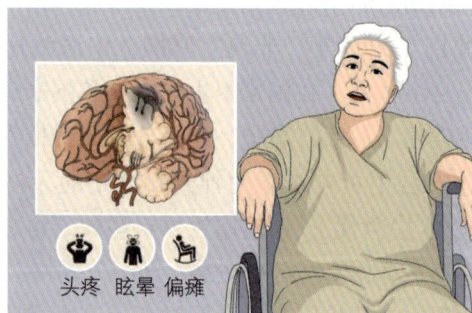

头疼　眩晕　偏瘫

　　除了安宫牛黄丸，中医还有 2 个治疗中风的宝贝：紫雪丹和
至宝丹，三者合称"凉开三宝"。不知道大家有没有听说过这句
俗语"乒乒乓乓紫雪丹，不声不响至宝丹，糊里糊涂牛黄丸"，
这句话描述了三者的治病特点。安宫牛黄丸方中含有黄连、黄
芩、栀子、郁金、朱砂等大量清热凉血解毒之药，因此安宫牛黄
丸长于清热解毒，适用于热盛神昏、"糊里糊涂"的患者。至宝
丹集众多名贵中药材于一方，且疗效卓著，堪称药中至宝，故此
得名。至宝丹中使用的"香料"是最多的，如龙脑、麝香、安息
香。因此长于开窍醒神，化浊辟秽，适用于痰浊偏盛、神昏较重
之证，患者神志昏迷不醒，因此"不声不响"。紫雪丹的名字尤
为动听，因药性大寒犹如霜雪，外观"霜雪紫色"而得名。紫雪
丹名虽轻盈，实则重镇之品。方中含有石膏、滑石、寒水石、朱
砂、磁石、羚羊角、犀角等重镇解痉之药。紫雪丹的清热解毒之
力不及安宫牛黄丸，开窍化浊之功逊于至宝丹，但长于息风止
痉，对热闭心包及热盛动风，神昏而有惊厥抽搐者较为合适。手
脚抽搐往往会发出乒乒乓乓的声响，故曰"乒乒乓乓紫雪丹"。
　　需要注意的是，"凉开三宝"均是急救用药，不是预防用药，
更不是养生保健药。"凉开三宝"方中含有朱砂、雄黄，不宜过
量久服，肝肾功能不全者慎用，过敏体质者慎用；方中含有麝香

等各类芳香类药物，芳香走窜，孕妇及哺乳期妇女、儿童、老年人使用本品应遵医嘱；方中含有大量清热药物，平时服用反而寒凉伤胃，引起腹痛、腹泻等。

13 ▸ 春晚医疗保障代茶饮

代茶饮，又名以药代茶。用一味或数味中草药煎汤或以沸水冲泡而成，代为日常饮品，在《黄帝内经》《难经》《伤寒杂病论》和《神农本草经》中均有记载，有保健和疾病调治作用。以下为作者团队为 2024 年春晚医疗保障所提供的代茶饮协议方，读者可根据自身情况选择。

（1）菊根利咽饮

组成：青果、金银花、芦根、麦冬各 5g，菊花 3g。

功效：疏风清热，利咽解毒，亮嗓祛痛。

禁忌证：脾胃虚寒患者不宜服用。

（2）桑合清肺饮

组成：川贝 1g，桑叶 2g，百合、芦根、菊花各 3g。

功效：宣肺化痰，润肺止咳，清热利咽。

禁忌证：畏寒肢冷，咯吐白色稀痰患者不宜服用。

（3）陈莲静心饮

组成：莲子心、百合、陈皮各 5g。

功效：养心安神，泻火除烦，养阴润燥。

禁忌证：脾胃虚寒常腹泻患者不宜服用。

（4）陈荷祛积饮

组成：红曲 3g，陈皮 5g，荷叶 2g，炒山楂 5g。

功效：和胃健脾，补中益气，消脂祛积。

禁忌证：乏力气虚，脾胃虚弱患者不宜服用。

（5）姜红养胃饮

组成：茯苓、陈皮、红枣、生姜各 3g。

功效：温中健脾，益气补虚，行气燥湿。

禁忌证：无。

（6）龙枣红颜饮

组成：红枣、枸杞、龙眼肉各 5g。

功效：补益心脾，养血益精，补气安神。

禁忌证：阴虚火旺，咽痛发热患者不宜服用。

（7）三花解郁饮

组成：玫瑰花、茉莉花、月季花各 3g。

功效：疏肝解郁，行气止痛，活血化瘀。

禁忌证：经期月经量多患者请慎用（需中医师辨证）。

（8）藏陈软管饮

组成：三七 1.5g（冲服），陈皮 3g，藏红花 0.3g。

功效：化瘀消滞，行气和中，软化血管。

禁忌证：经期月经量多患者请慎用（需中医师辨证）。

（9）散结饮

组成：夏枯草 3g，陈皮 3g，玫瑰花 5g，三七 1.5g（冲服）。

功效：清肝泻火，散结消痈，凉血解毒。

禁忌证：气虚乏力，脾胃虚弱患者不宜服用。

（10）菊斛明目饮

组成：石斛、菊花、枸杞子、陈皮各 3g。

功效：调补肺肾，平肝明目，疏风散热。

禁忌证：痰湿体质，湿热体质患者不宜服用。

备注：养生壶煮茶为益，也可泡水，多次服用。

主要参考文献

［1］Miyazaki H, Arao M, Okamura K, et al. Tentative classification of halitosis and its treatment needs［J］. Niigata Dent J, 1999, 32: 7-11.

［2］K Yaegaki, J M Coil. Examination, classification, and treatment of halitosis; clinical perspectives［J］. J Can Dent Assoc, 2000, 66（5）: 257-261.

［3］周恩慧, 许二平, 张楠, 等. 基于数据挖掘探讨中医药治疗口臭的用药规律［J］. 实用口腔医学杂志, 2023, 39（1）: 139-144.

［4］朱海峤. 反复腹痛怎么回事［J］. 幼儿教育, 2021（32）: 26-27.

［5］程京. 老年人腹痛的治疗体会［J］. 中国社区医师（医学专业）, 2012, 14（22）: 405.

［6］李永红. 腹痛病证的古今文献研究与学术源流探讨［D］. 北京: 北京中医药大学, 2009.

［7］中井吉英他, 曲成业. 慢性腹痛［J］. 疼痛, 2000（4）: 176-178.

［8］张鹏, 李雁鹏, 吴惠涓, 等. 中国成人失眠诊断与治疗指南（2017 版）［J］. 中华神经科杂志, 2018, 51（5）: 324-335.

［9］吕沛宛，朱凤海．食疗安眠，摆脱多梦困扰［J］．中医健康养生，2022，8（1）：33-35.

［10］陈宏，王素梅，吉晓晓，等．类抽动障碍疾病的古籍文献挖掘研究［J］．北京中医药，2021，40（7）：773-776.

［11］贾建平，陈生弟．神经病学［M］.9版．北京：人民卫生出版社，2018.

［12］王慧裕，徐建伟，杨崔领．抽动障碍案［J］．中国针灸，2019，39（10）：1092.

［13］张友堂，刘海生．浅谈瘰疬的中医辨治体会［J］．中医药学报，2012，40（3）：124-125.

［14］佘琳静，谢逸轩，刘茜茜，等．基于中西医临床病症特点的慢性咽炎动物模型分析［J］．中国比较医学杂志，2022，32（7）：118-123.

［15］陈其冰，王燕，李芬，等．慢性咽炎病因和发病机制研究进展［J］．听力学及言语疾病杂志，2019，27（2）：224-228.

［16］王雪杰，汪常伟．近十年中医治疗慢性咽炎的临床研究进展［J］．新疆中医药，2022，40（1）：84-87.

［17］赵玲娥，陈麒翔，杨红杰，等．经前期综合征发病机制及治疗研究进展［J］．中医研究，2016，29（12）：67-70.

［18］赵辩．中医临床皮肤病学［M］.2版．南京：江苏凤凰科技出版社，2017.

［19］邓小月，张赢政，蔡璐，等．中西医非药物疗法治疗带状疱疹后神经痛的研究进展［J］．中国民族民间医药，2021，30（9）：71-75.

［20］耿雯雯，乔丽萍，王佳．仝小林运用地锦草、重楼、穿山龙治疗带状疱疹经验［J］．吉林中医药，2022，42（10）：

1160-1162.

［21］陈曦，黄卓英，赵淮波，等. 带状疱疹治疗及预防
［J］. 中华医学杂志, 2021, 101（7）: 515-519.

［22］陈红风. 中医外科学［M］. 北京: 中国中医药出版
社, 2016.

［23］吴庆晏，马丽亚. 浆细胞性乳腺炎"七问"［N］. 上
海中医药报, 2017-04-07（003）.

［24］陈广坤，佟琳，贾思琦，等. 麦芽的特点及临床应用
［J］. 中医学报, 2021, 36（4）: 743-746.

［25］Yang L, Kartsonaki C, Yao P, et al. The relative and
attributable risks of cardia and non-cardia gastric cancer associated
with Helicobacter pylori infection in China: a case-cohort study［J］.
Lancet Public Health, 2021, 6（12）: e888-e896.

［26］Zhou Y, Zhong Z, Hu S, et al. A Survey of Helicobacter
pylori Antibiotic-Resistant Genotypes and Strain Lineages by Whole-
Genome Sequencing in China［J］. Antimicrob Agents Chemother,
2022, 66（6）: e218821.

［27］Lin Y, Shao Y, Yan J, et al. Antibiotic resistance in
Helicobacter pylori: From potential biomolecular mechanisms to clinical
practice［J］. J Clin Lab Anal, 2023, 37（7）: e24885.

［28］Zhao X, Zhang Z, Lu F, et al. Effects of CYP2C19 genetic
polymorphisms on the cure rates of H. pylori in patients treated with
the proton pump inhibitors: An updated meta-analysis［J］. Front
Pharmacol, 2022, 13: 938419.

［29］Tian X L, Suo B J, Zhang H, et al. Bismuth, esomeprazole,
metronidazole and amoxicillin or tetracycline as a first-line regimen

for Helicobacter pylori eradication: A randomized controlled trial［J］. Helicobacter, 2023, 28（1）: e12935.

［30］Helicobacter Pylori Study Group Chinese Society Of Gastroenterology. 2022 中国幽门螺杆菌感染治疗指南［J］. 胃肠病学, 2022, 27（3）: 150-162.

［31］Yu J, Lv Y M, Yang P, et al. Safety and effectiveness of vonoprazan-based rescue therapy for Helicobacter pylori infection［J］. World J Gastroenterol, 2023, 29（20）: 3133-3144.

［32］兰春慧. 高剂量质子泵抑制剂 - 阿莫西林双联方案在幽门螺杆菌根除治疗中的研究进展［J］. 中国实用内科杂志, 2023, 43（4）: 272-276.

［33］孙白杨, 张丽娟, 曲波, 等. 幽门螺杆菌初次根除失败后补救治疗的研究进展［J］. 现代消化及介入诊疗, 2021, 26（9）: 1186-1190.

［34］秦叔逵, 马军. 中国临床肿瘤学会（CSCO）肿瘤放化疗相关中性粒细胞减少症规范化管理指南（2021）［J］. 临床肿瘤学杂志, 2021, 26（7）: 638-648.

［35］陈欣, 冯四洲.《中国中性粒细胞缺乏伴发热患者抗菌药物临床应用指南（2020 年版）》解读［J］. 临床药物治疗杂志, 2021, 19（9）: 14-17.

［36］徐瑞华, 石远凯, 冯继锋, 等. 中国肿瘤化疗相关性血小板减少症专家诊疗共识（2019 版）［J］. 中国医学前沿杂志（电子版）, 2020, 12（1）: 51-58.

［37］马军, 秦叔逵, 候明, 等. 重组人白介素 -11 治疗血小板减少症临床应用中国专家共识（2018 年版）［J］. 临床肿瘤学杂志, 2018, 23（3）: 260-266.

［38］轩凤慧，解恩博，冯淑坤．动脉粥样硬化的发病机制［J］．中国卫生标准管理，2014，5（11）：54-55.

［39］中华医学会消化病学分会．2020年中国胃食管反流病专家共识［J］．中华消化杂志，2020，40（10）：649-663.

［40］李军祥，陈誩，李岩．胃食管反流病中西医结合诊疗共识意见（2017年）［J］．中国中西医结合消化杂志，2018，26（3）：221-226.

［41］张天涵，沈洪．炎症性肠病的中医辨治思路［J］．中医杂志，2019，60（14）：1191-1193.

［42］GBD Chronic Kidney Disease Collaboration. Global, regional, and national burden of chronic kidney disease, 1990–2017: a systematic analysis for the Global Burden of Disease Study 2017［J］. Lancet, 2020, 395（10225）: 709-733.

［43］孙晓光，彭建中．赵绍琴慢性肾病辨治理论和经验的传承发展［J］．世界中西医结合杂志，2015，10（3）：320-322.

［44］贾秀琴，吴正治．论老年慢性肾病患者的养生保健［J］．光明中医，2007（5）：6-8.

［45］王继伟，王新颖．慢性肾病的营养评估及干预［J］．肠外与肠内营养，2016，23（6）：377-381.

［46］王立范，李莲花，李淑菊，等．补肾活血方联合曼新妥、佰塞通参芎葡萄注射液治疗糖尿病肾病慢性肾功能衰竭的临床观察［J］．中医药学报，2011，39（3）：58-60.

［47］中华医学会骨科学分会．骨质疏松性骨折诊疗指南（2022年版）［J］．中华骨科杂志，2022，42（22）：1473-1491.

［48］张勇，李莉，陈君，等．《黄帝内经》五音疗法思想探源［J］．辽宁中医药大学学报，2024，26（1）：1-4.

［49］乔凤杰．中国传统养生运动漫谈［J］．人民论坛，2023（14）：107-109．

［50］陈瑞军，王秋元，喇孝瑾，等．蒲公英药用研究进展［J］．现代中西医结合杂志，2021，30（5）：563-567．